我是小中医

血宝宝诞生记

中国日报新媒体 ◯ 联合监制

春芽 ◯ 著

瓦西李　苏奕妍 ◯ 绘

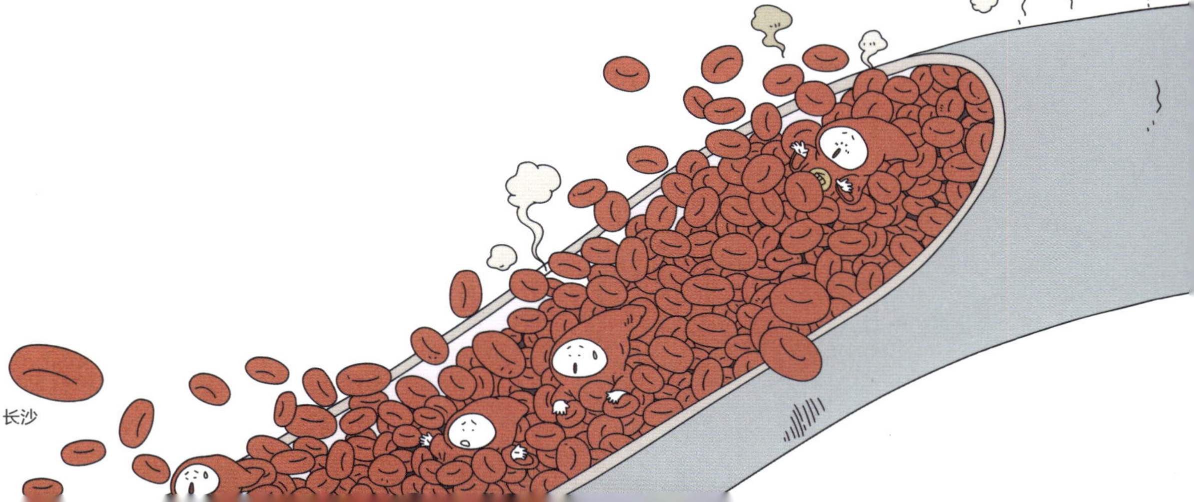

CS K 湖南科学技术出版社 · 长沙

说到血液，小朋友应该不会陌生。

当我们不小心擦伤皮肤时，

从皮肤伤口处渗出或流出的红色液体就是血液。

血液是人体中最重要的生命物质之一。

有了血液的濡养，

我们才能脏腑调和、肌肉壮实、皮肤红润、精神饱满。

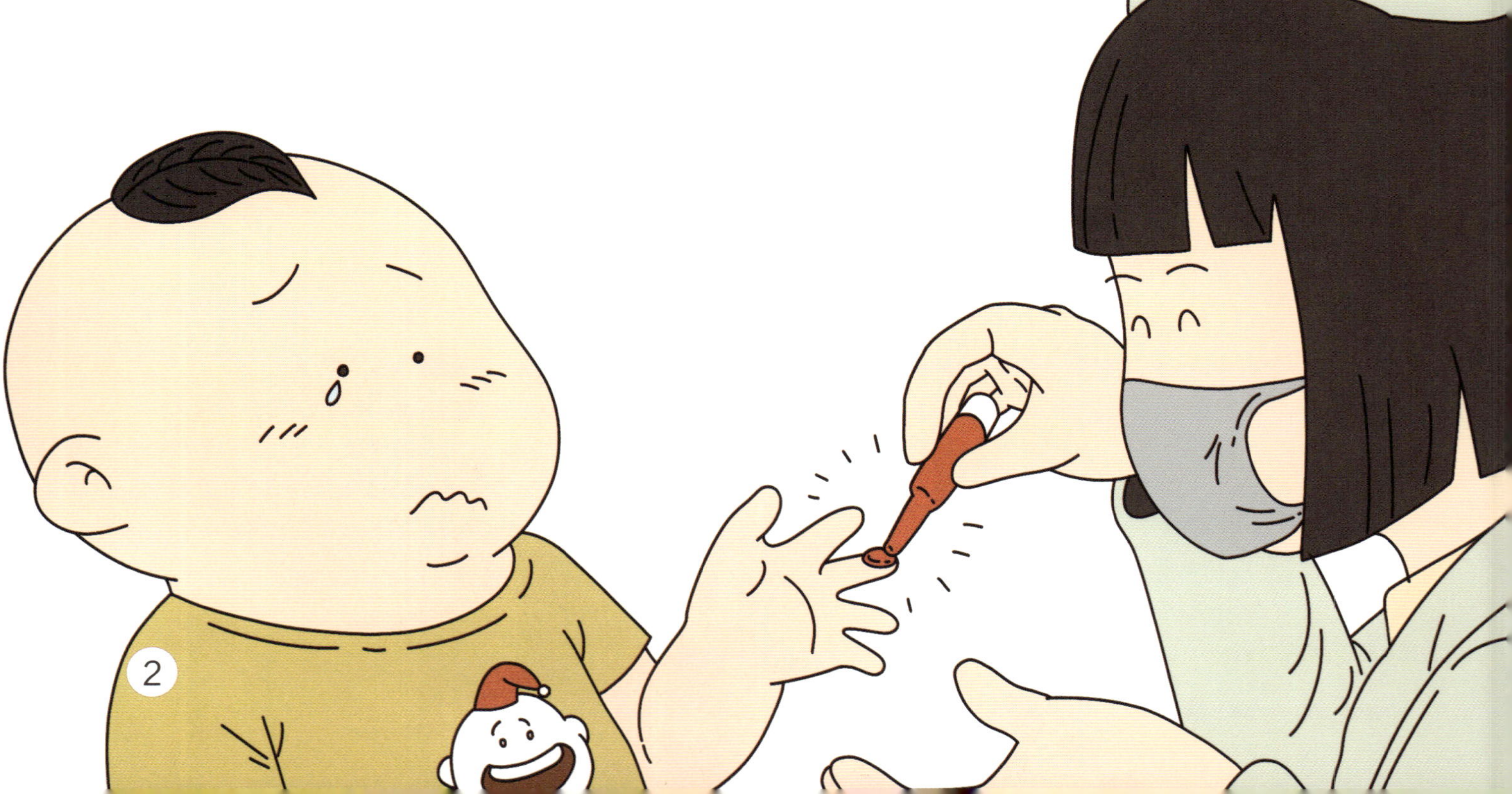

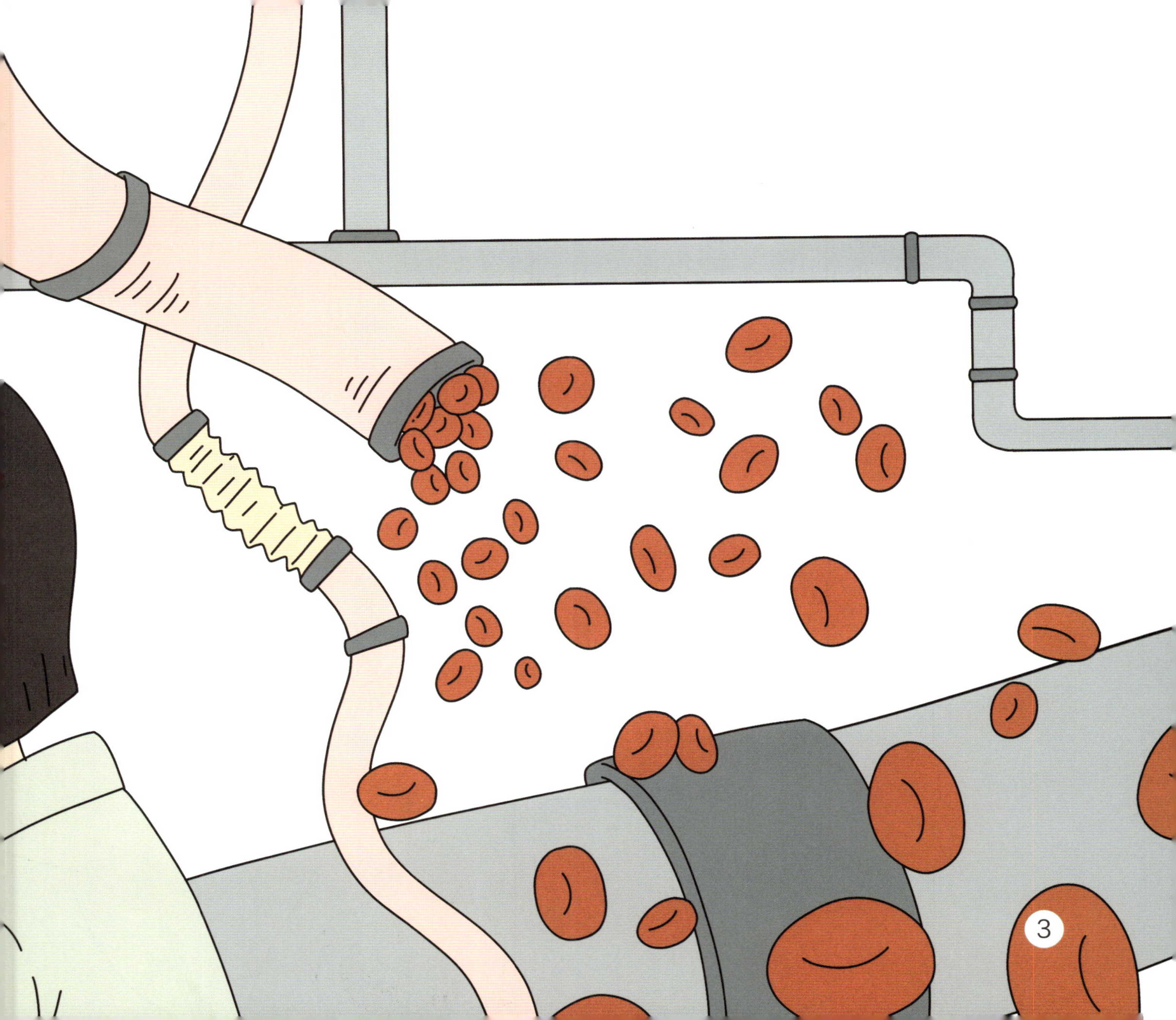

身体中的小血滴小巧玲珑、圆润可爱，
在脏腑王国中深得大家喜爱，
大家都亲切地称它们为血宝宝。

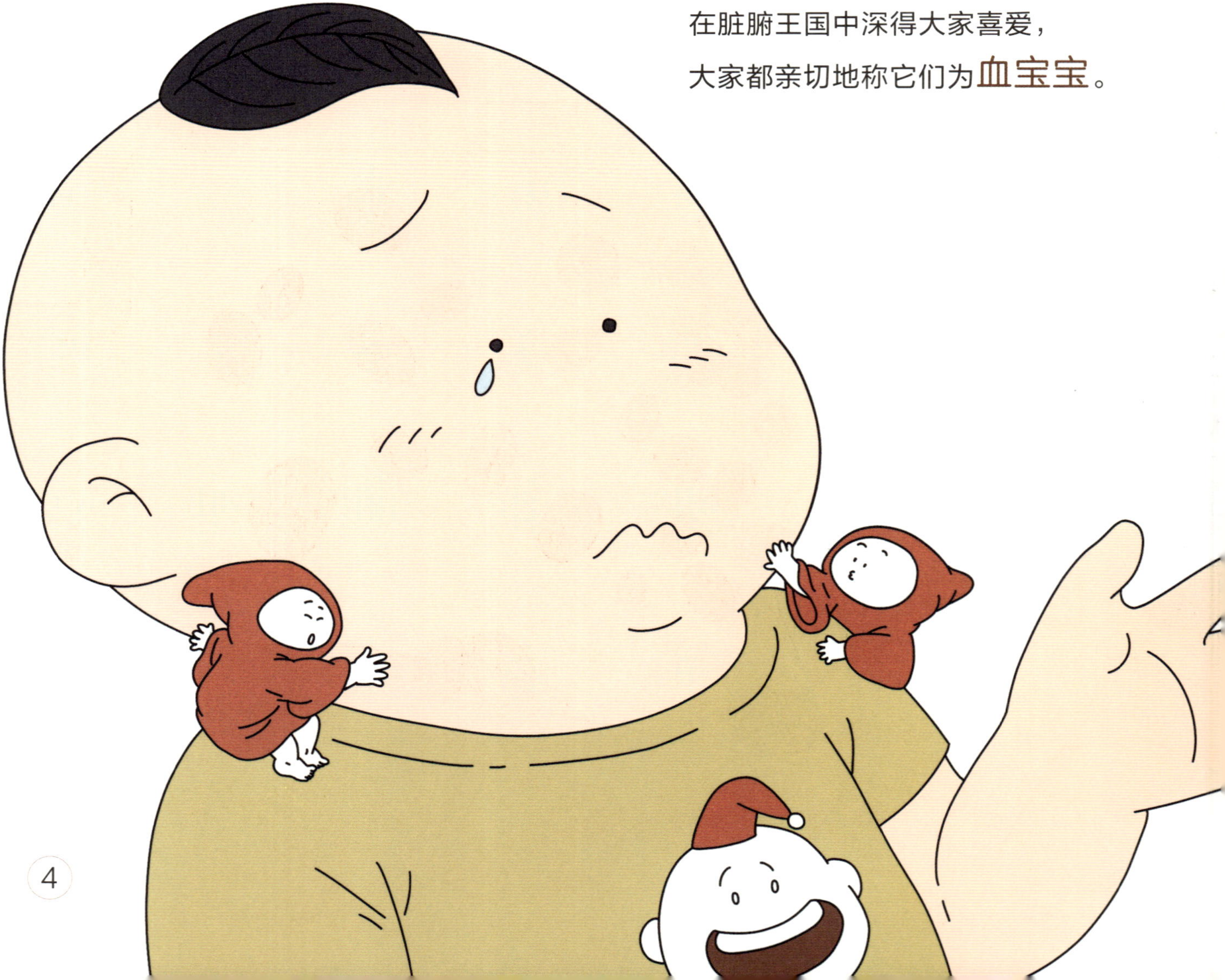

血宝宝是如何被生产出来的?

脏腑王国中又是谁在推动着血宝宝的运动?

让我们走进人体中的血液工厂,开启探秘血宝宝的神奇之旅吧!

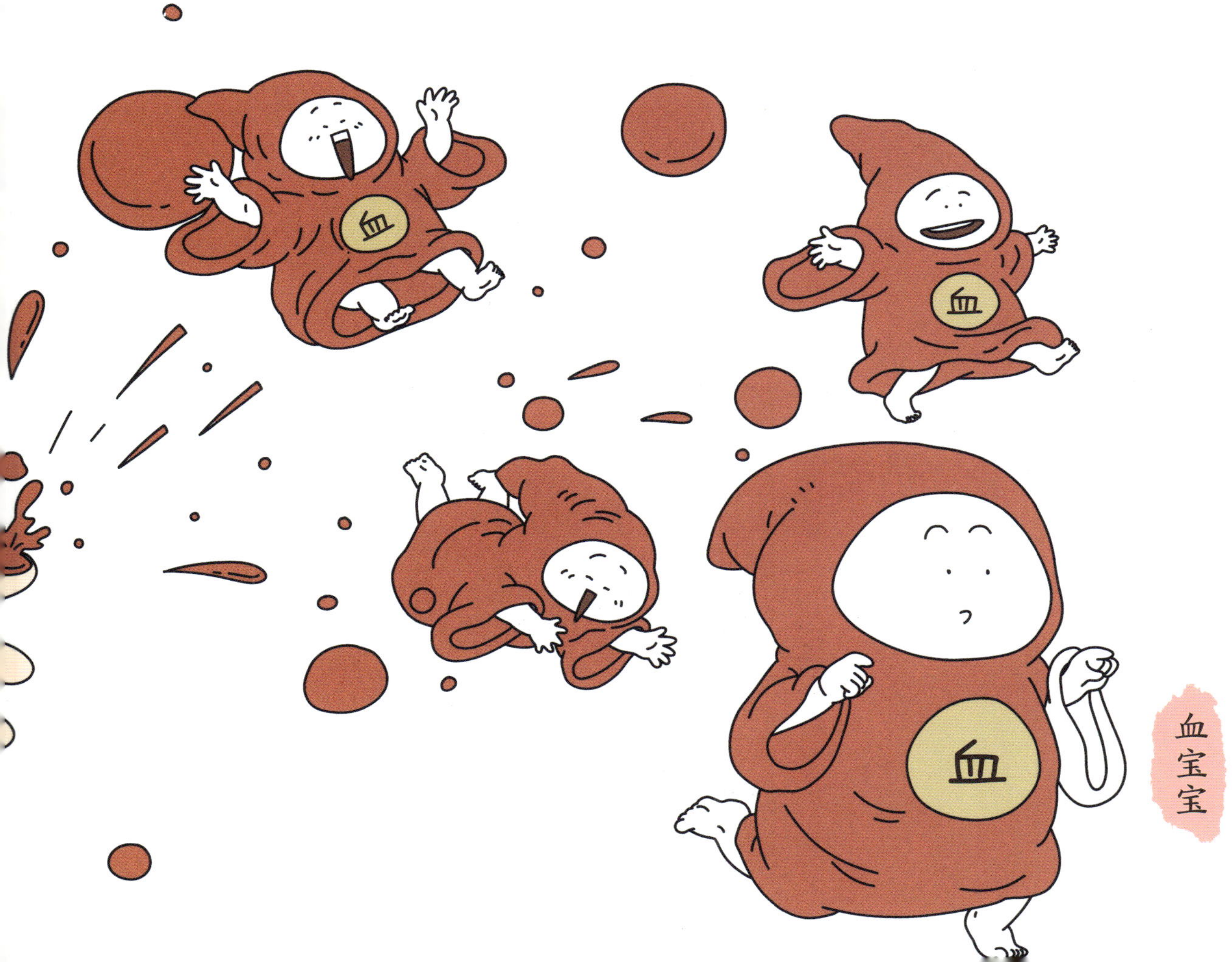

旅行的第一站是血液工厂的生产车间。
勤奋的胃腑此时正在严阵以待，
等待着造血原料的到来。

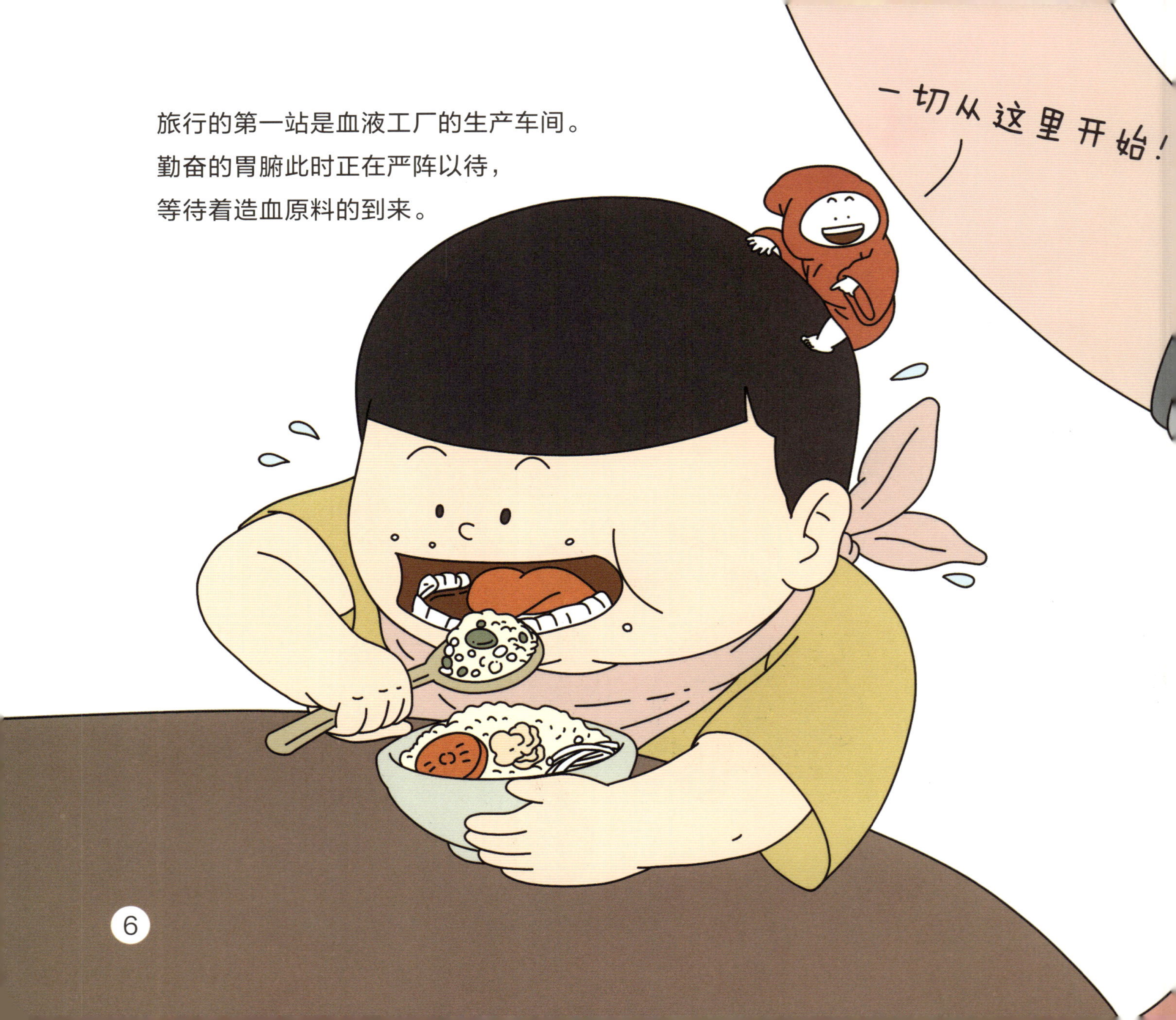

随着咽喉的吞咽蠕动，

从嘴巴和食管而来的食物和水

缓缓进入了胃腑中。

人体的造血原料竟然是**食物和水**！

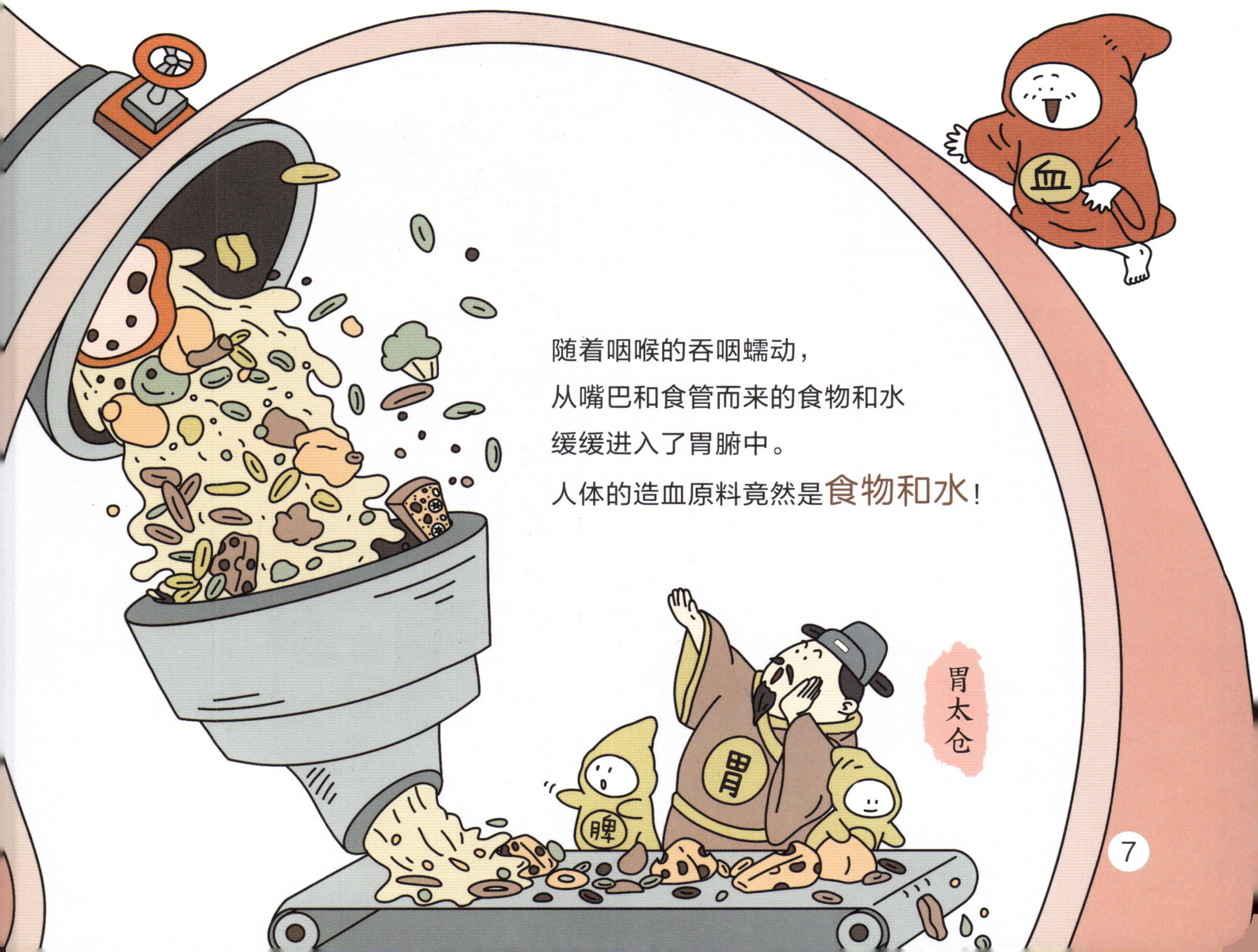

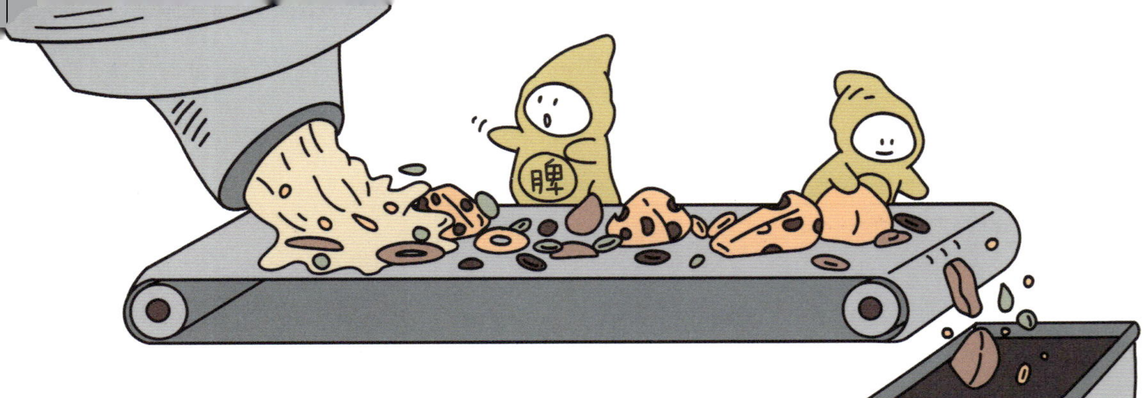

接收到食物和水的胃腑
立即开启工作状态，
不断释放自己的“三昧真火”，
紧锣密鼓地加工这些食物和水。

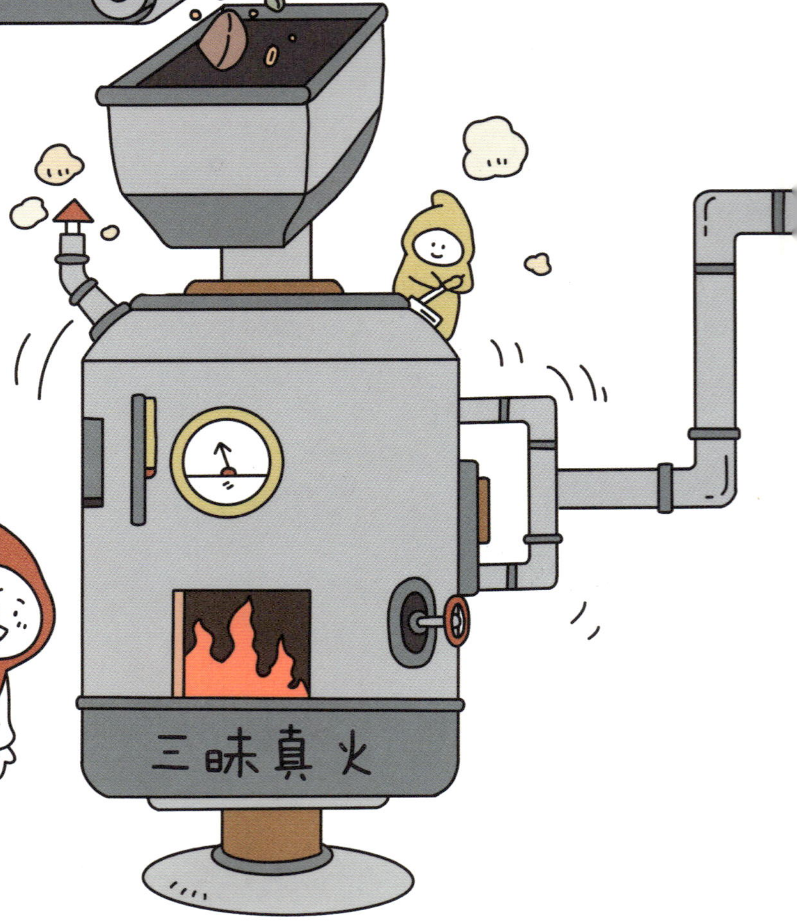

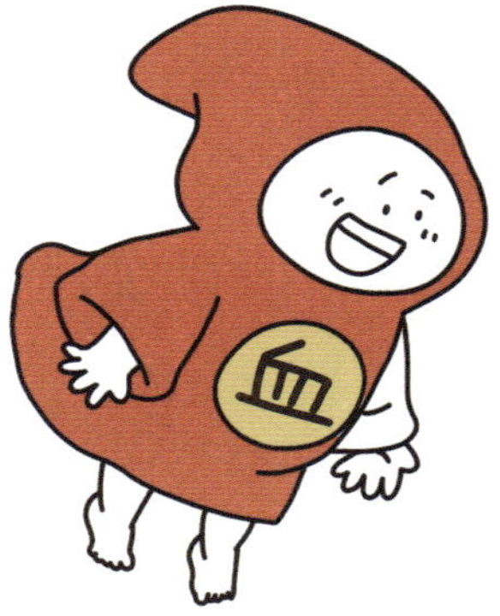

胃腑中的食物慢慢发生着变化。

食物的颗粒越来越小，和水混在一起，像极了浓稠的米粥。

这些粥样的物质有个好听的名字，叫作**食糜**。

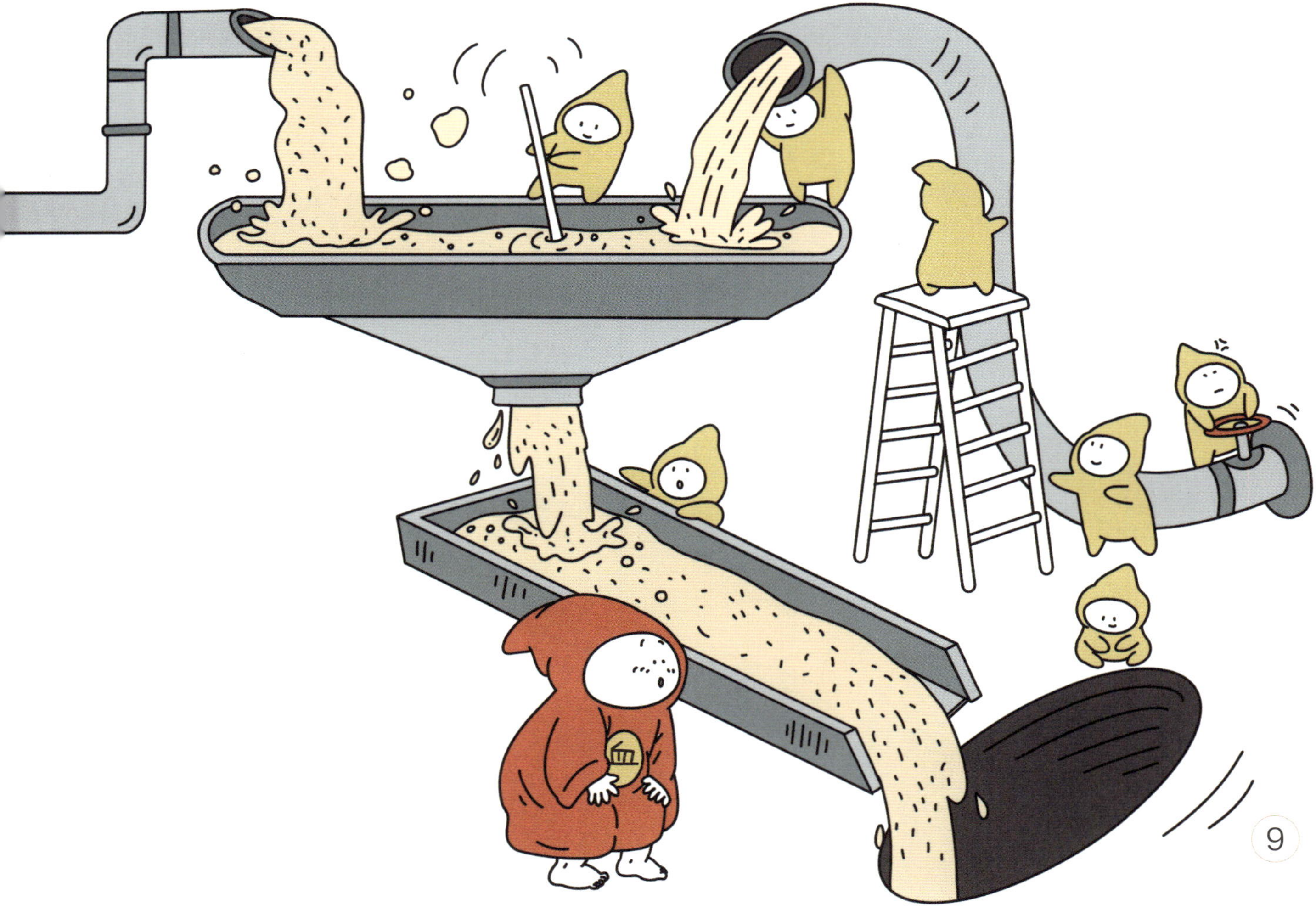

当胃腑将造血原料全部加工成食糜后，
再把这些食糜交给小肠。

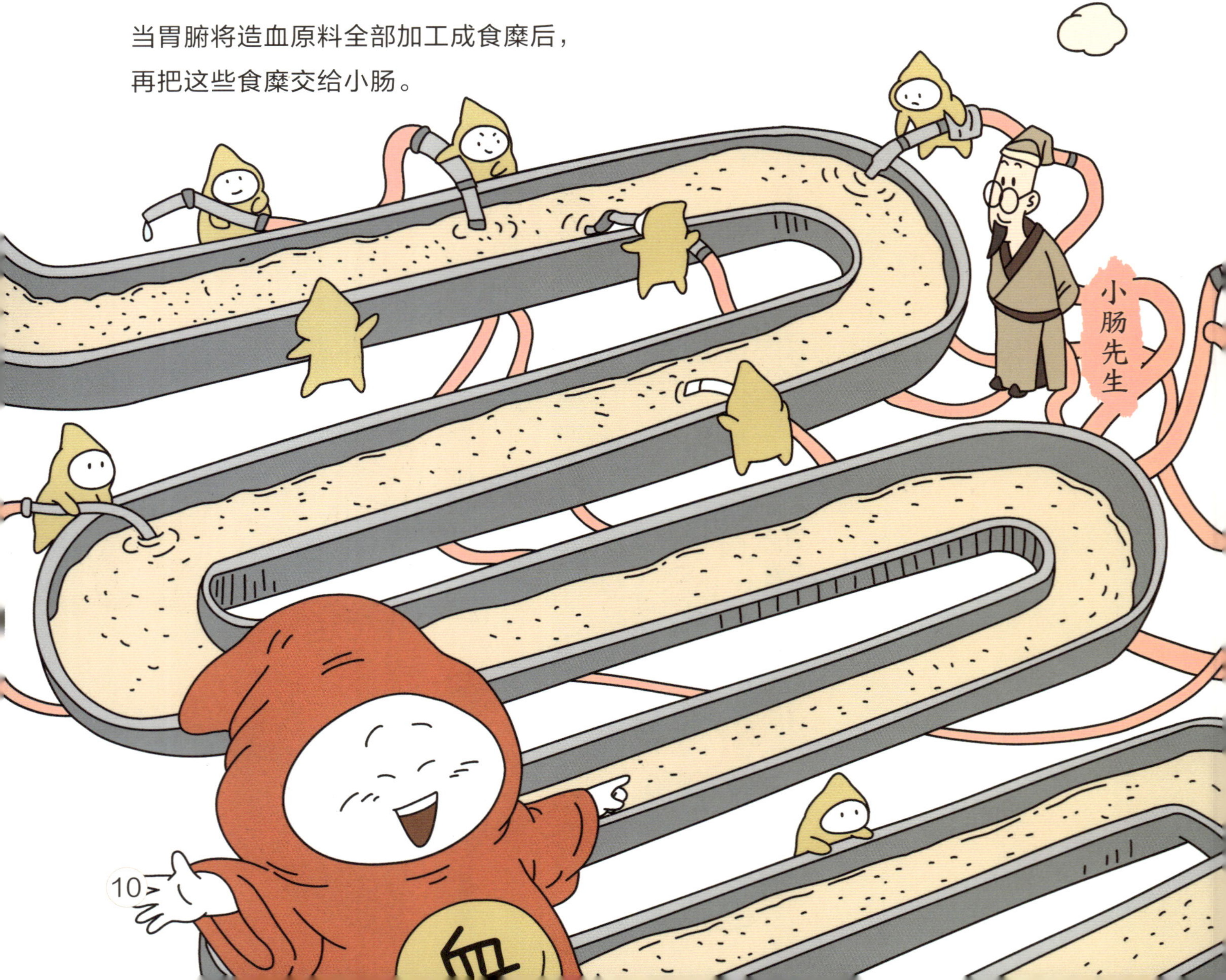

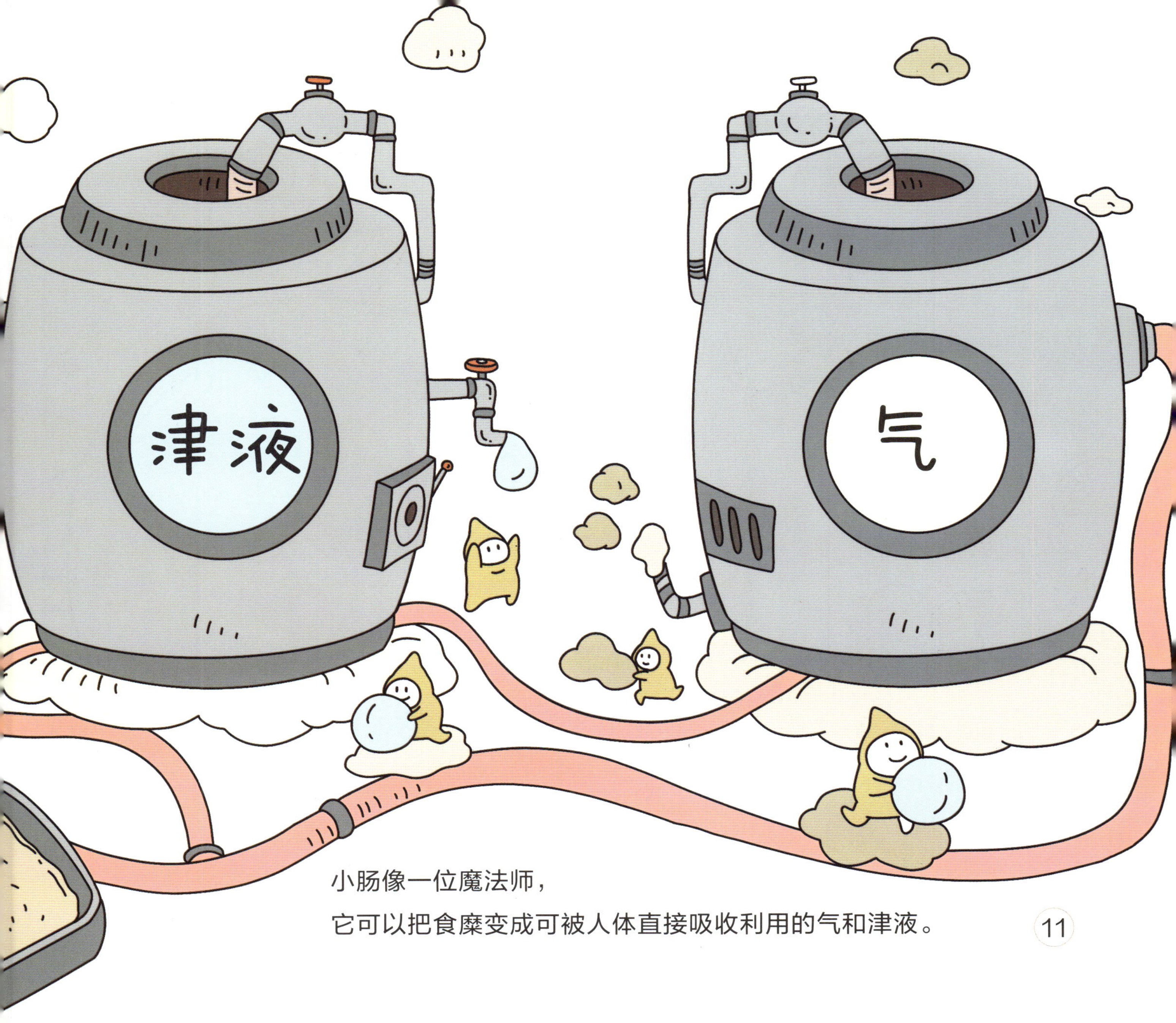

小肠像一位魔法师，

它可以把食糜变成可被人体直接吸收利用的气和津液。

脾脏早已在小肠旁边等候多时，
当食糜变成气和津液时，
脾脏立刻将这些气和津液向全身运输。

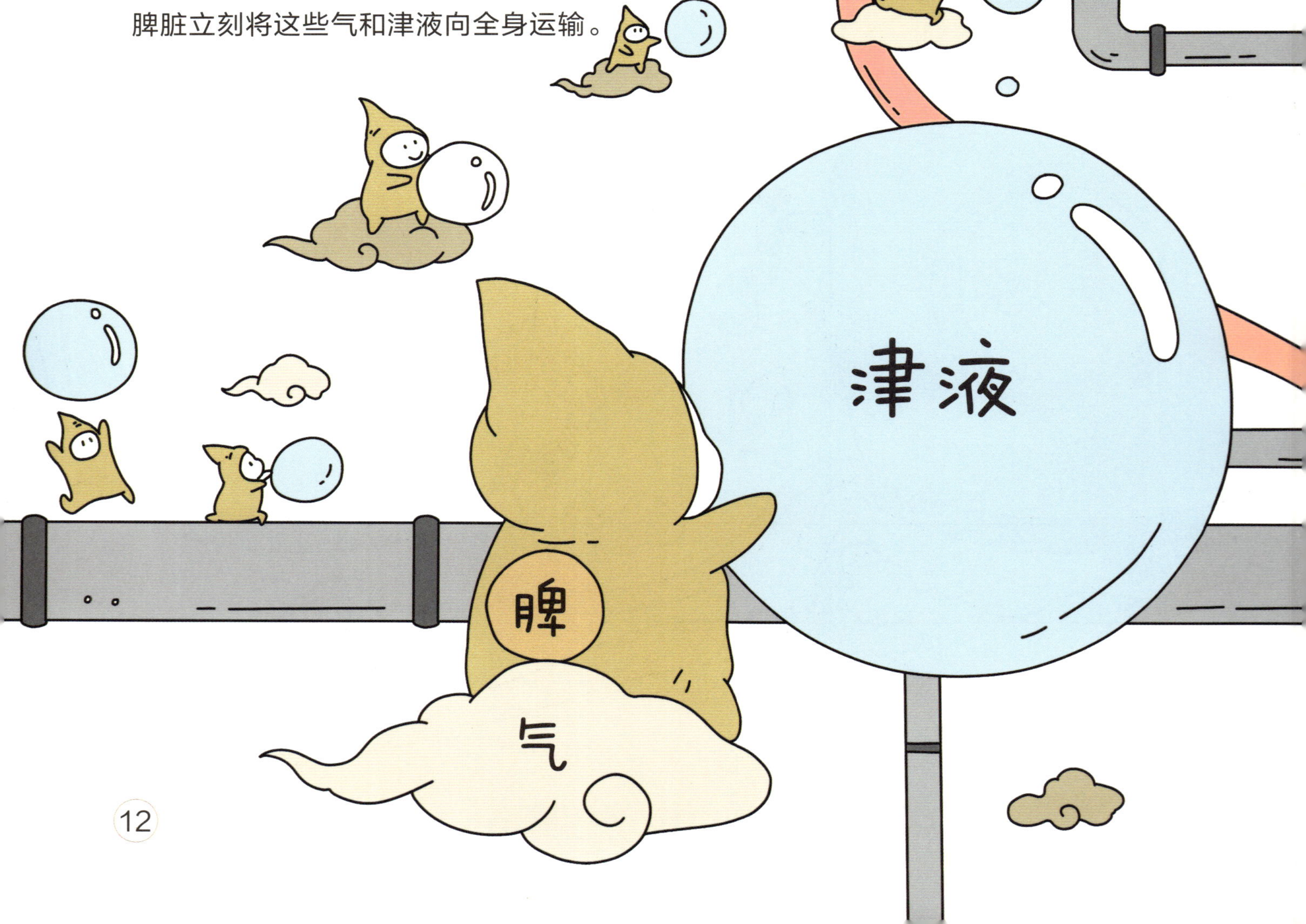

其中有一部分气和津液被脾脏运送到**造血机器——心脏**的身旁，

心脏会将这些气和津液变成流淌在血脉中的红色液体，血液正式诞生！

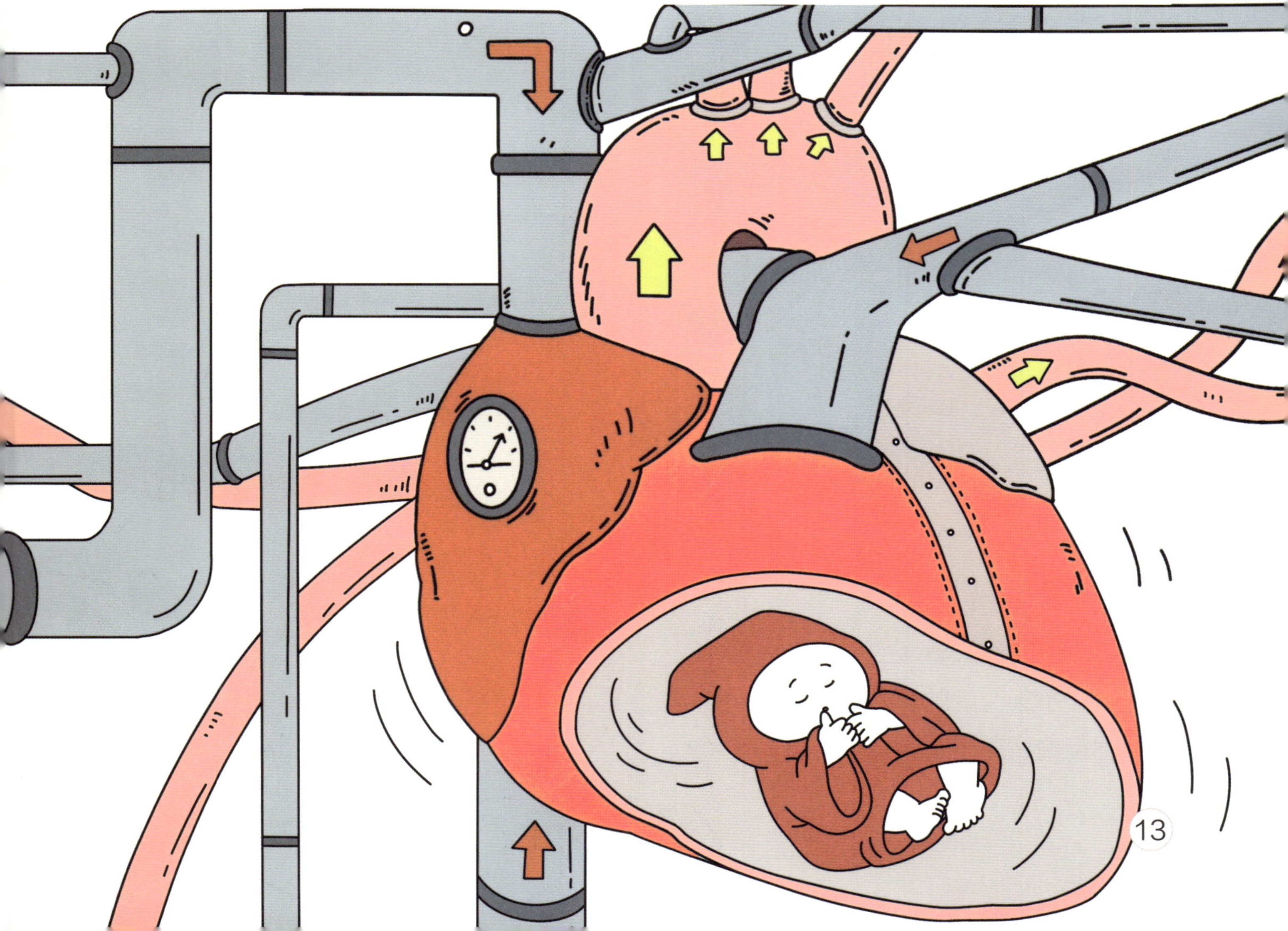

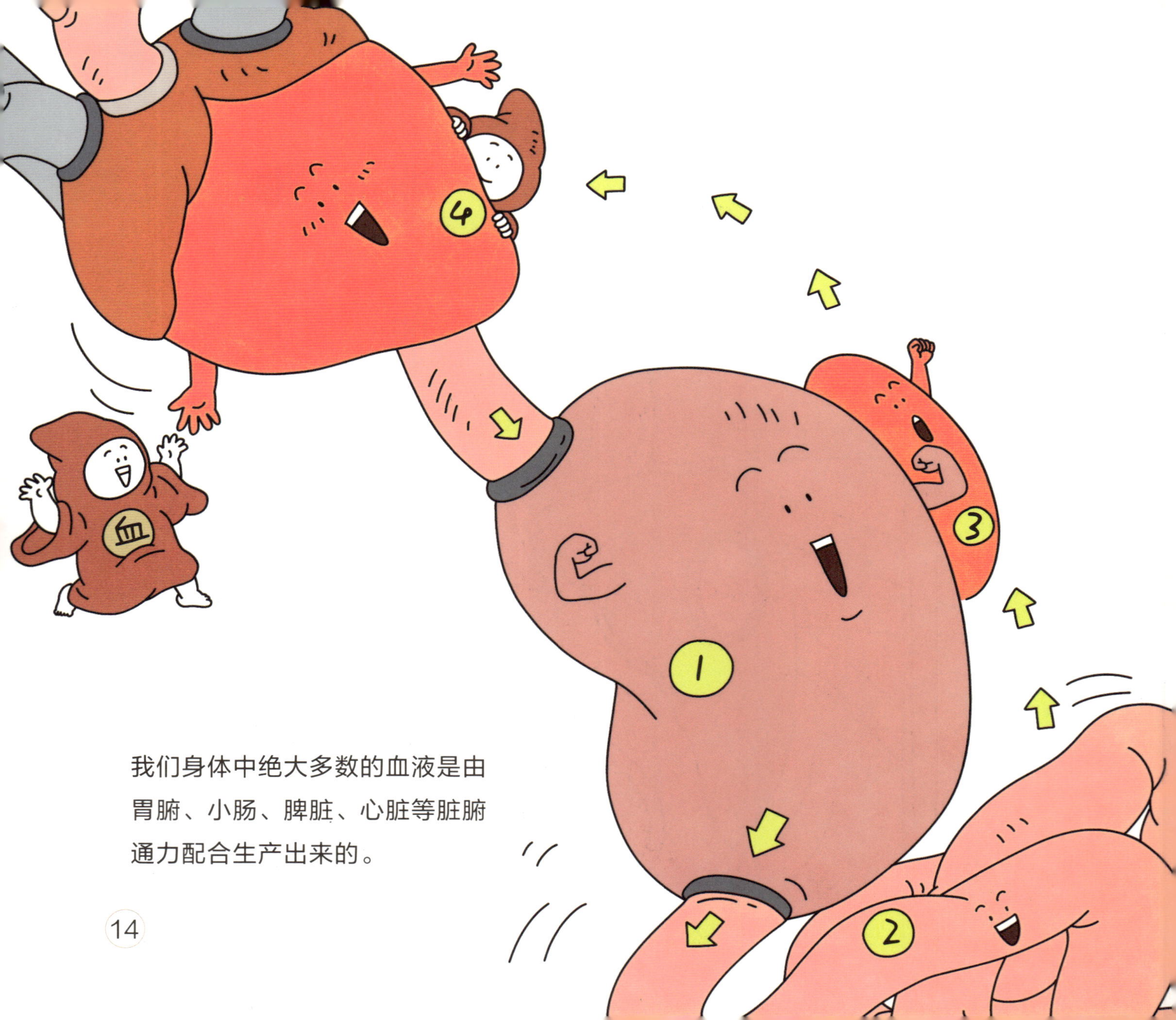

我们身体中绝大多数的血液是由胃腑、小肠、脾脏、心脏等脏腑通力配合生产出来的。

但有一个脏腑，仅凭自己就可以制造血液，它就是肾脏。

肾脏中储存着人体中另一种生命物质——肾精。

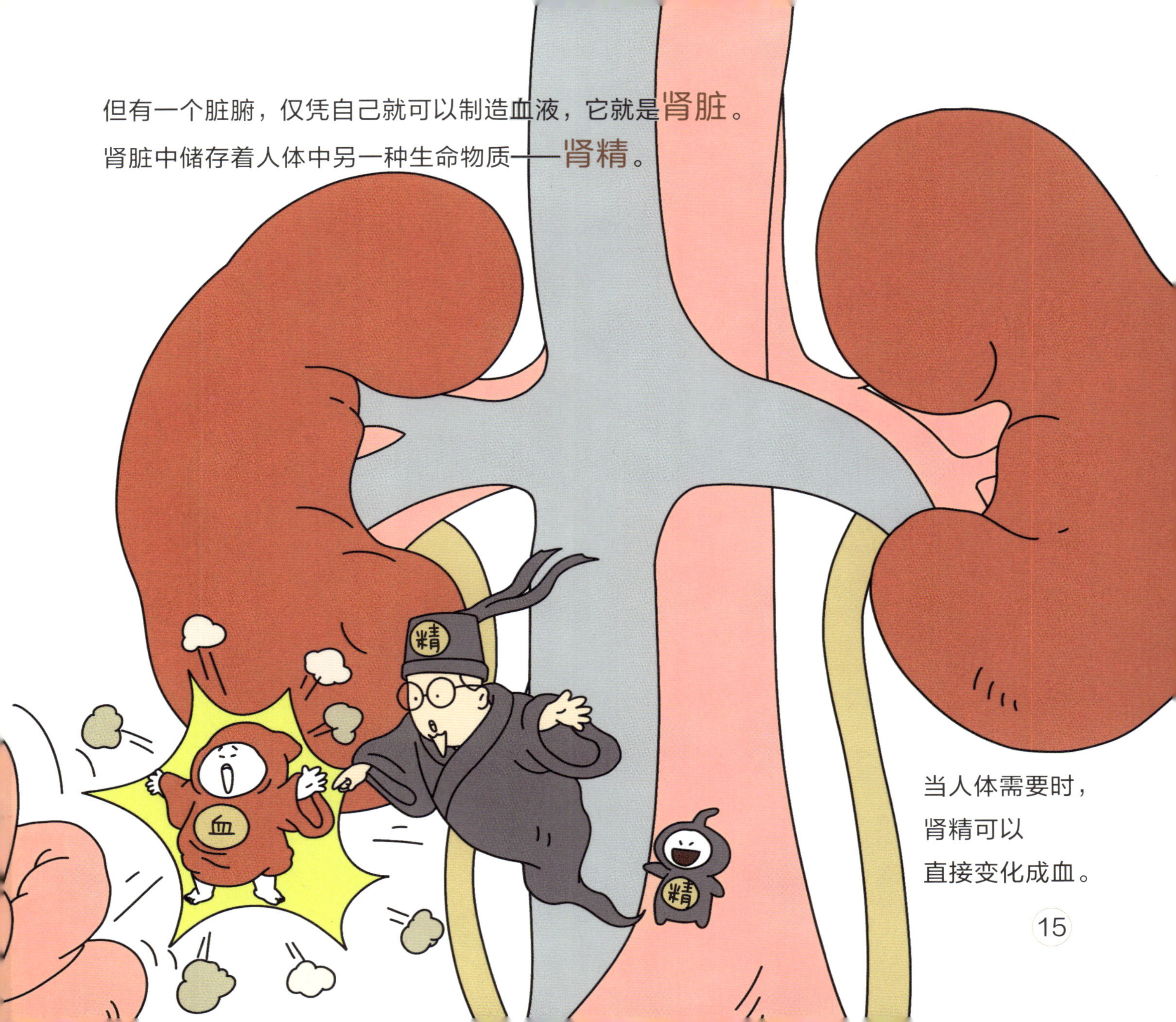

当人体需要时，
肾精可以
直接变化成血。

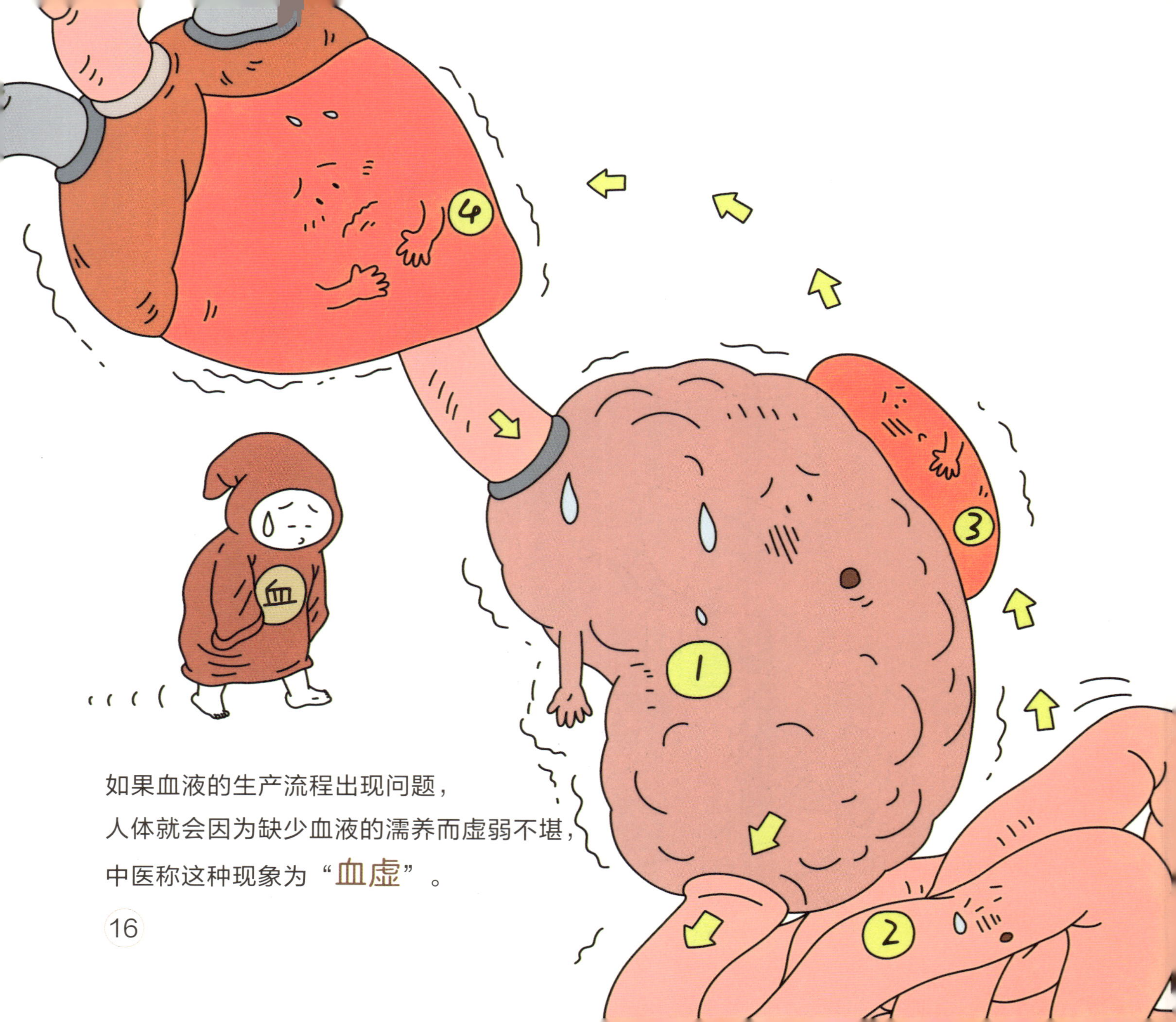

如果血液的生产流程出现问题，
人体就会因为缺少血液的濡养而虚弱不堪，
中医称这种现象为“**血虚**”。

当血虚发生时，

人们就会出现面色苍白、精神萎靡、头晕眼花、心悸失眠等**健康问题**。

所以，我们不仅要

保护好生产血液的脏腑，

而且每天都要保证饮食规律、健康，

拒绝挑食。

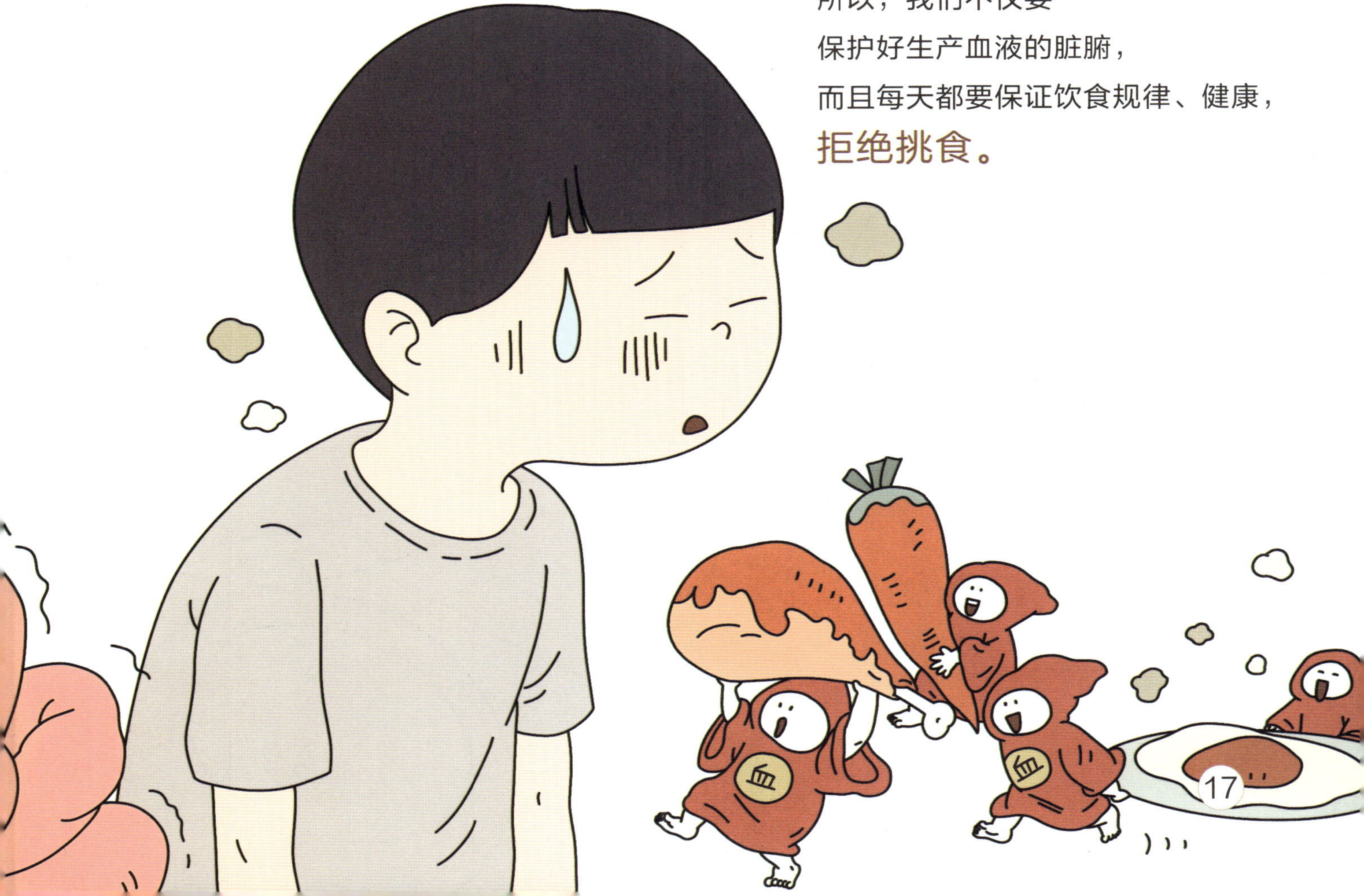

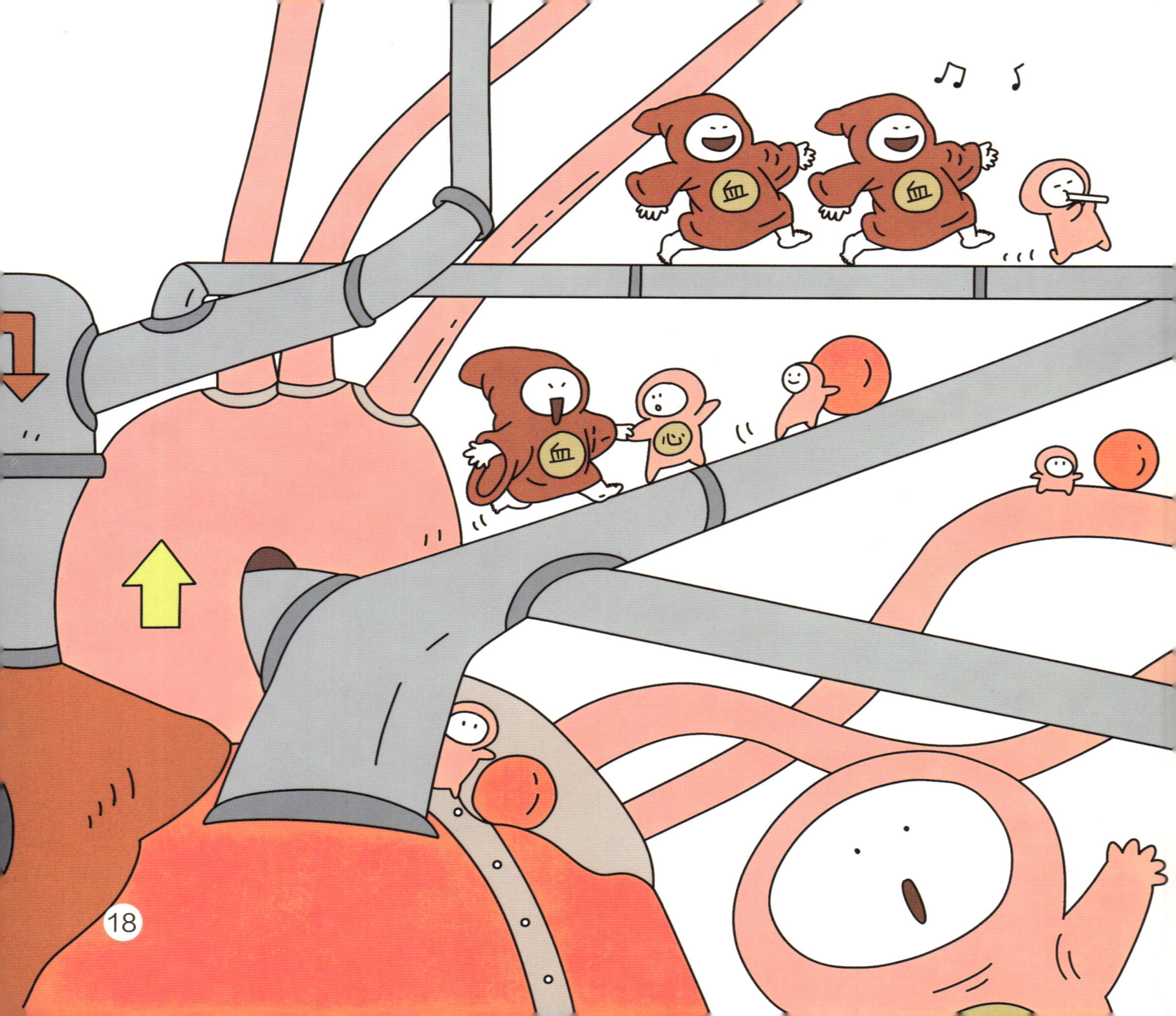
血
血
血
心

参观完血液的生产车间，
我们就来到了旅行的第二站
——血液工厂的**运输车间**。

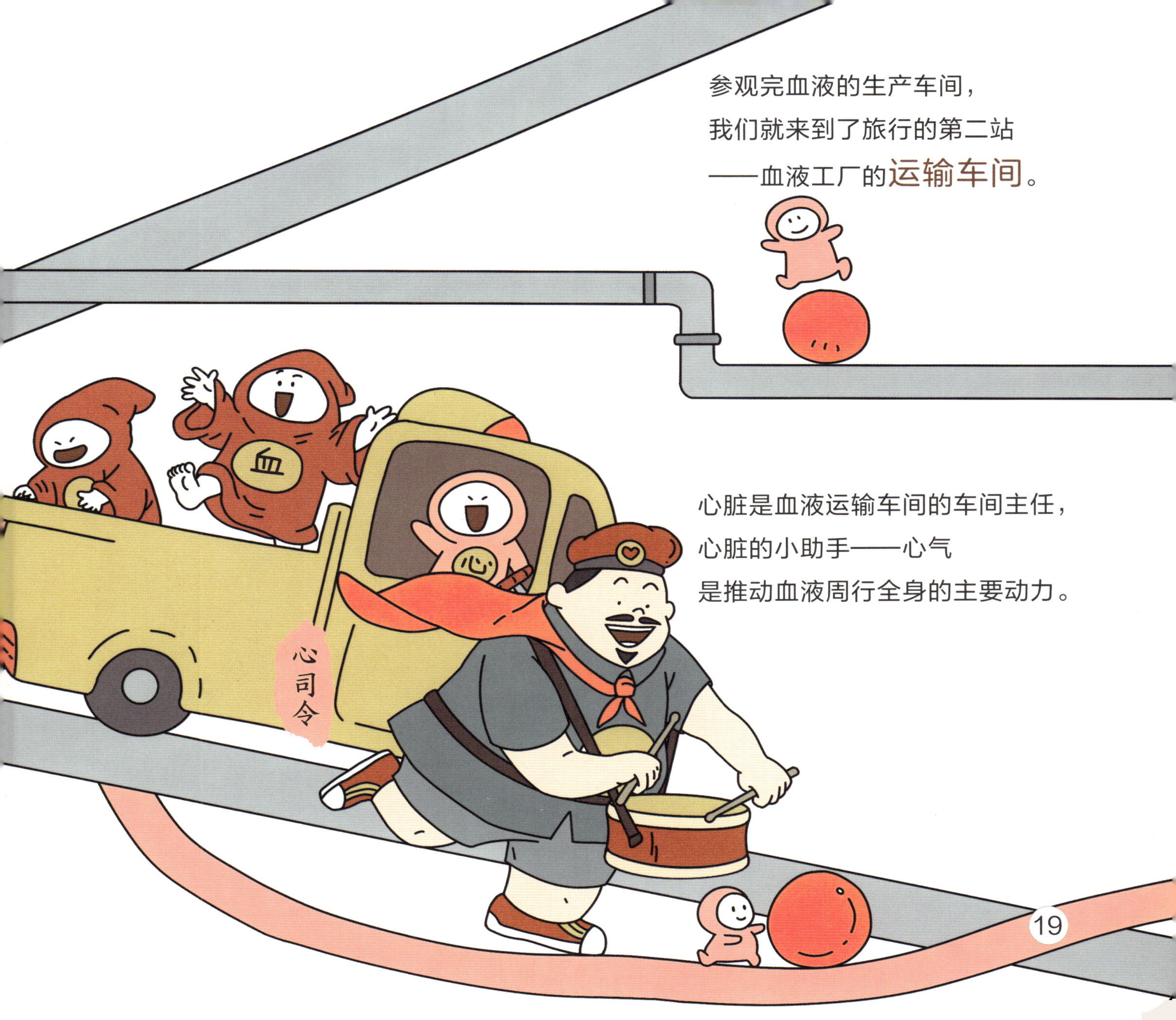

心脏是血液运输车间的车间主任，
心脏的小助手——心气
是推动血液周行全身的主要动力。

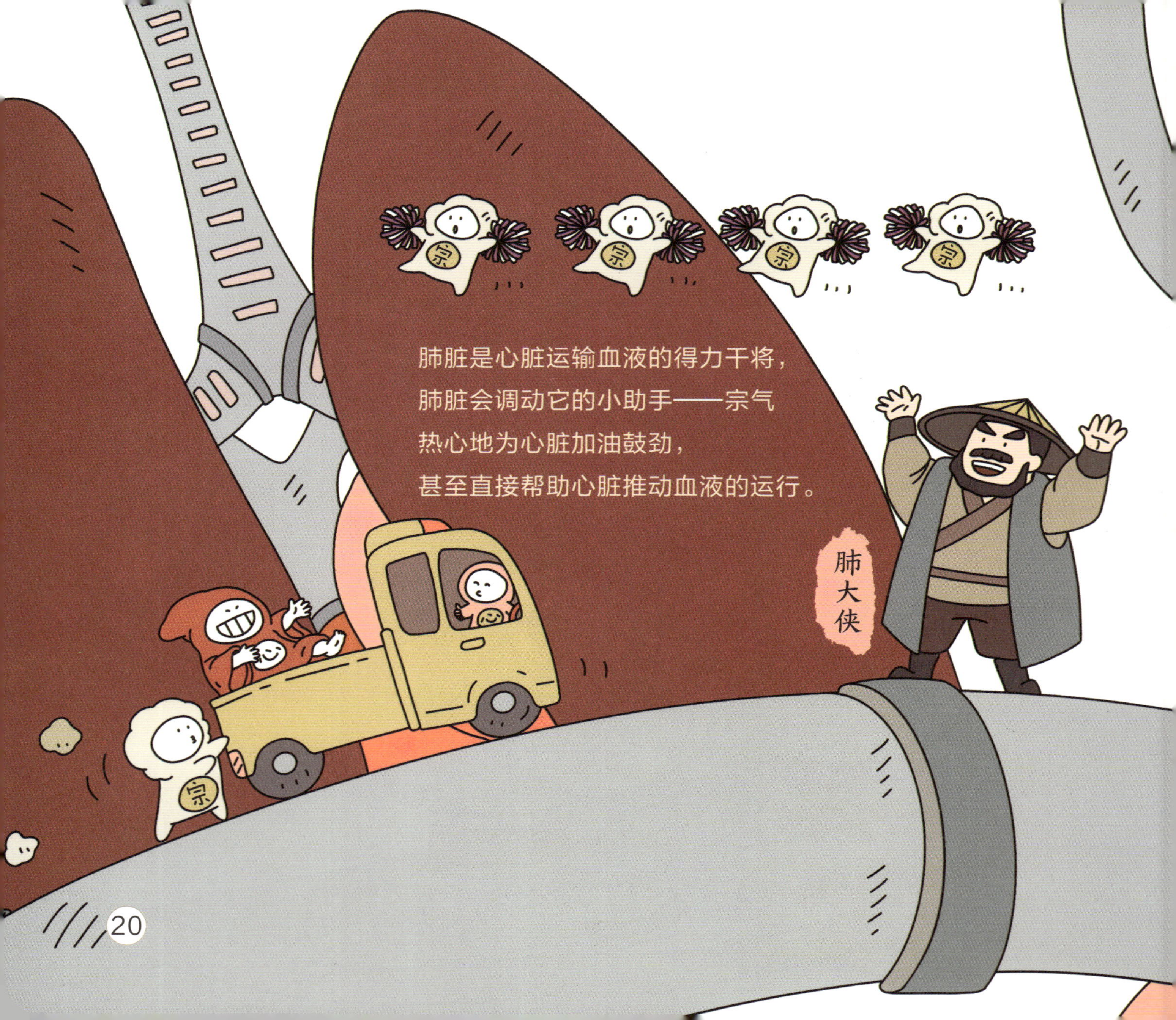

肺脏是心脏运输血液的得力干将，
肺脏会调动它的小助手——宗气
热心地为心脏加油鼓劲，
甚至直接帮助心脏推动血液的运行。

肝脏是血液运输道路上的**交通警察**，
它主要负责维持血脉的通畅，
使血液的运输之旅可以畅通无阻。

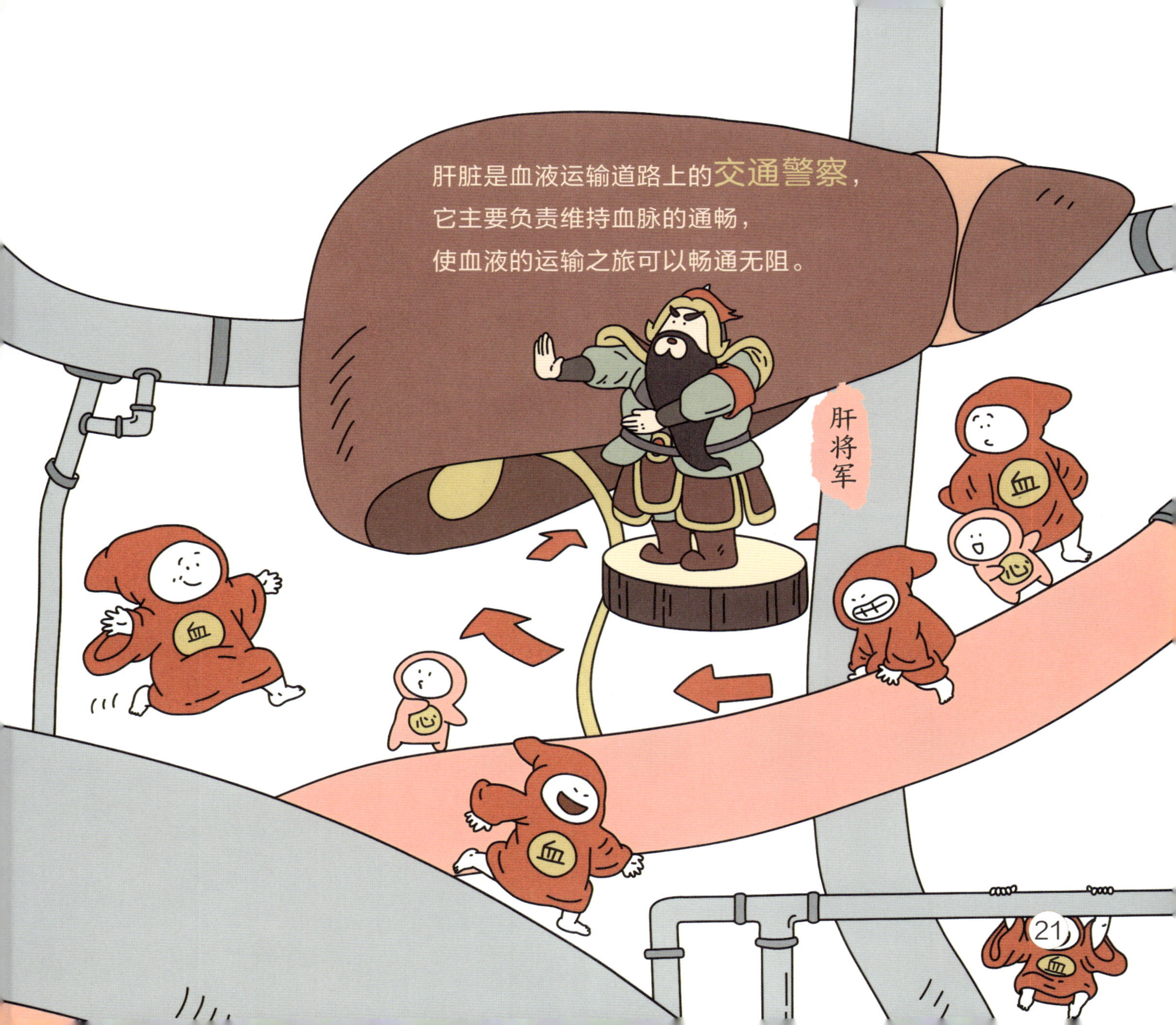

脾脏是血液运输途中的护卫者，
它的小助手——脾气跟随着血液周行全身，
保护着血液在血脉中流动。

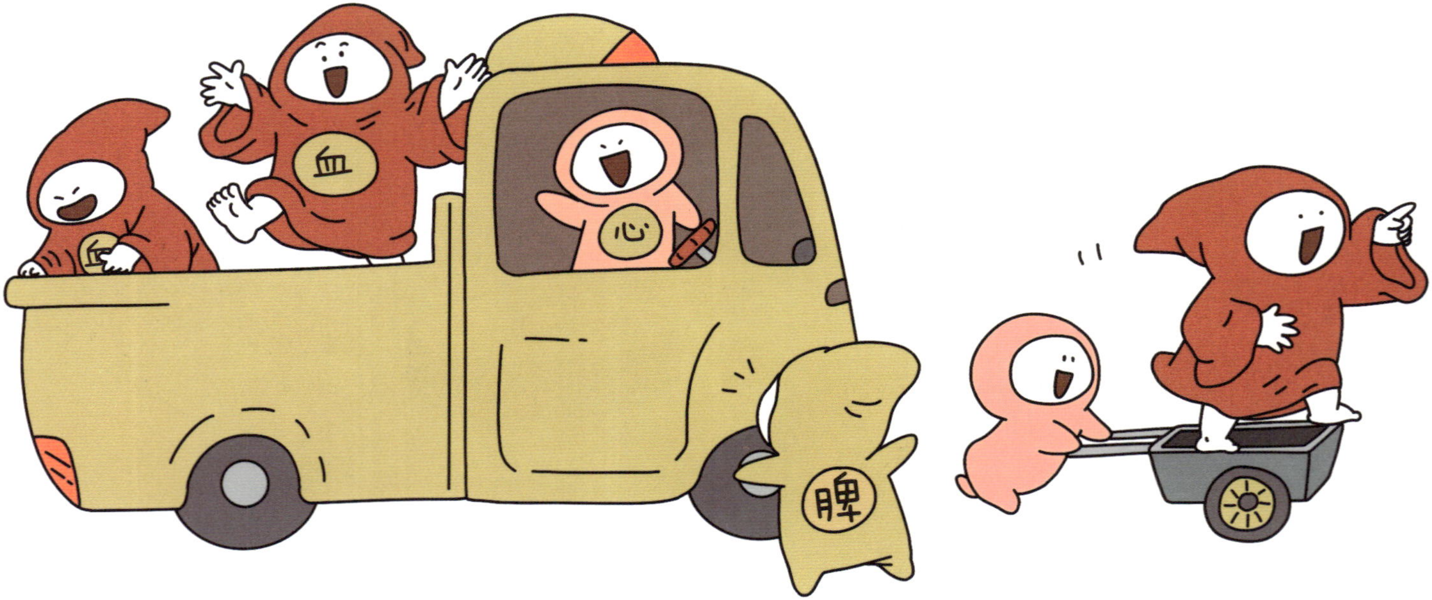

当遇到调皮的血液逃出血脉时，

脾脏就会驱赶它们回到血脉之中，脾脏的这个功能叫作**统血**。

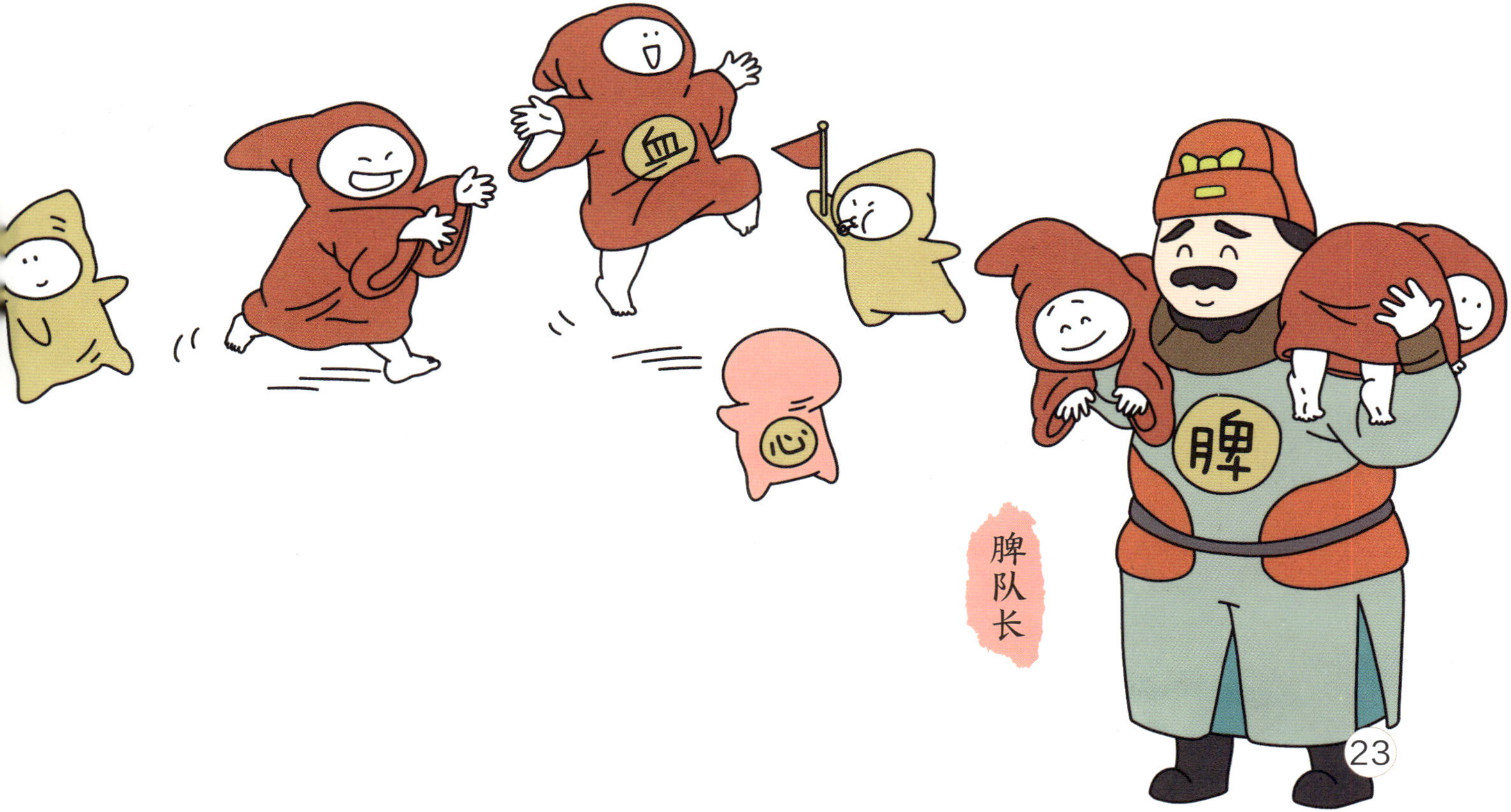

如果血液在运输过程中出现堵塞，人体中就很容易产生瘀血。
瘀血会阻碍其他血液的流动，使人体产生各种各样的疾病。

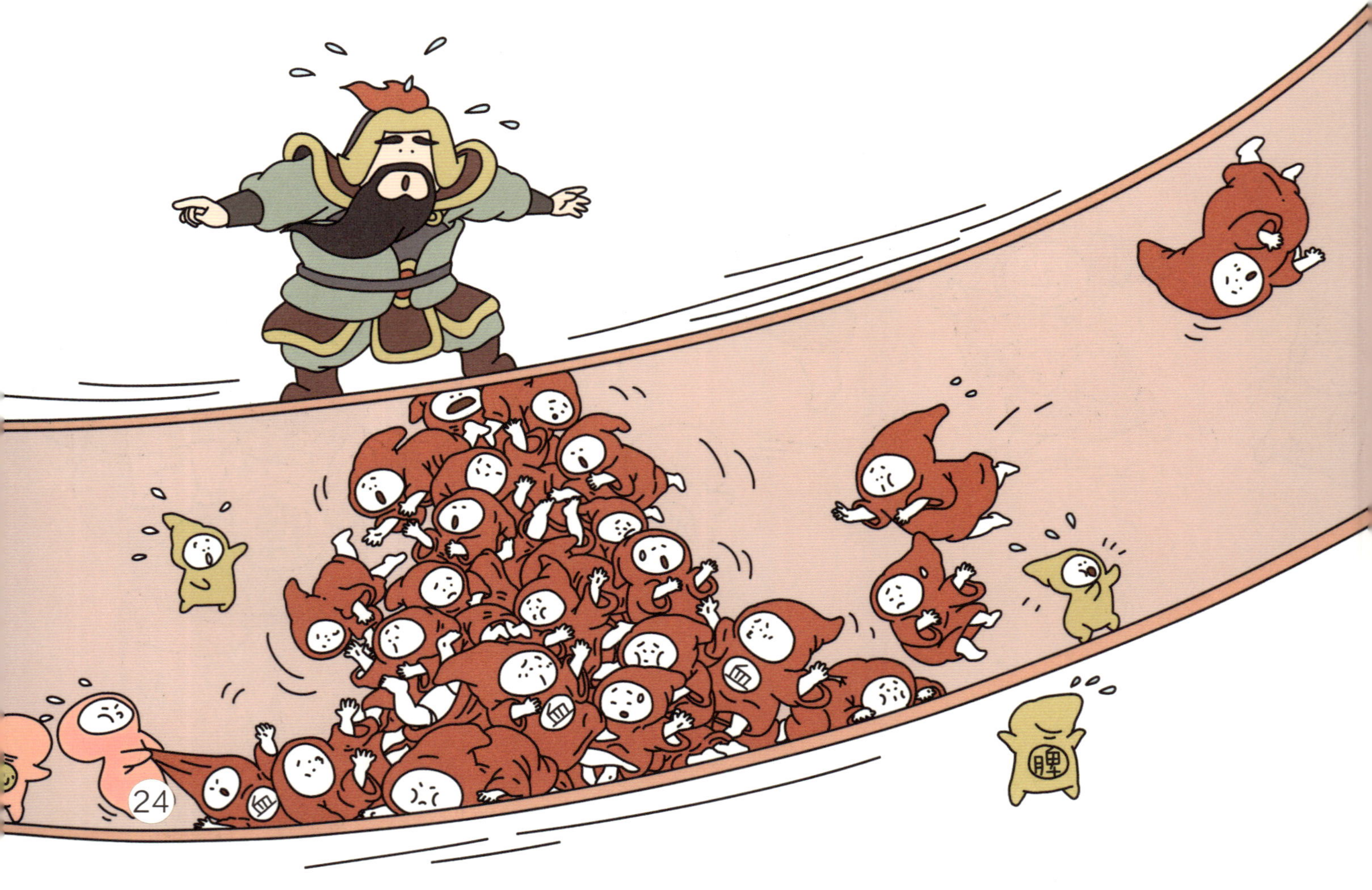

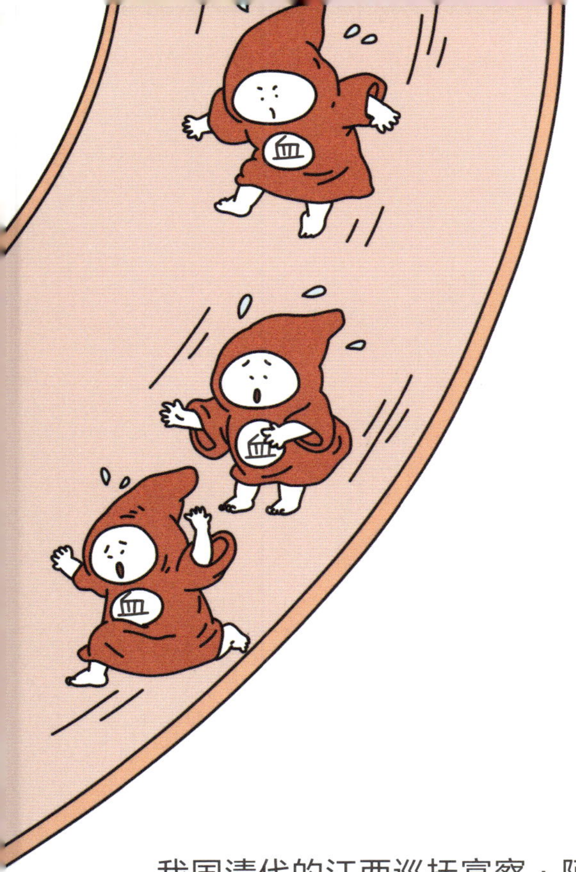

我国清代的江西巡抚富察·阿霖
就曾遇到过这样的困扰。

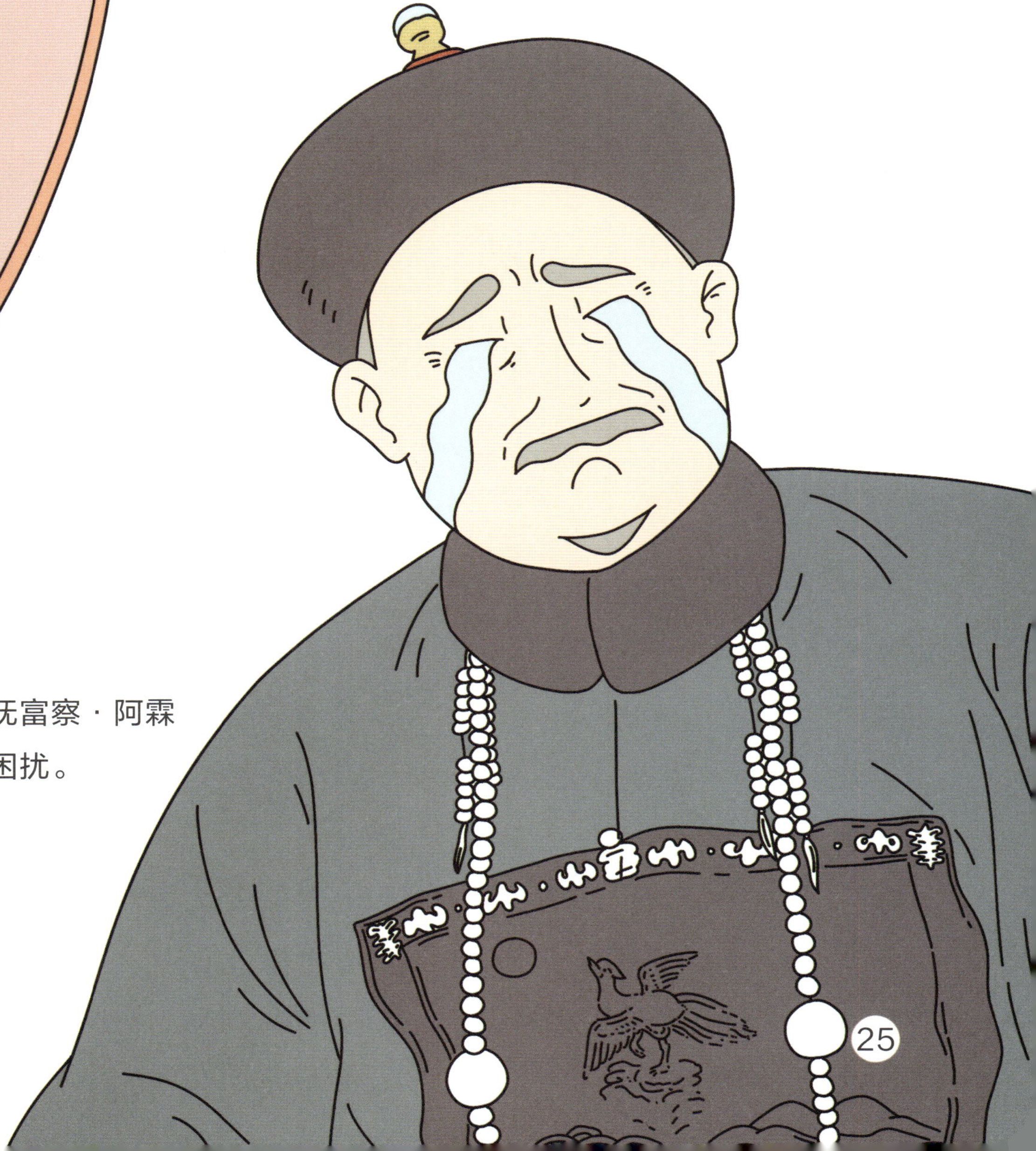

富察·阿霖曾罹患一种奇怪的疾病。

每晚睡觉时，富察·阿霖必须袒露胸膛，

不能盖任何衣被，否则就会彻夜难眠。

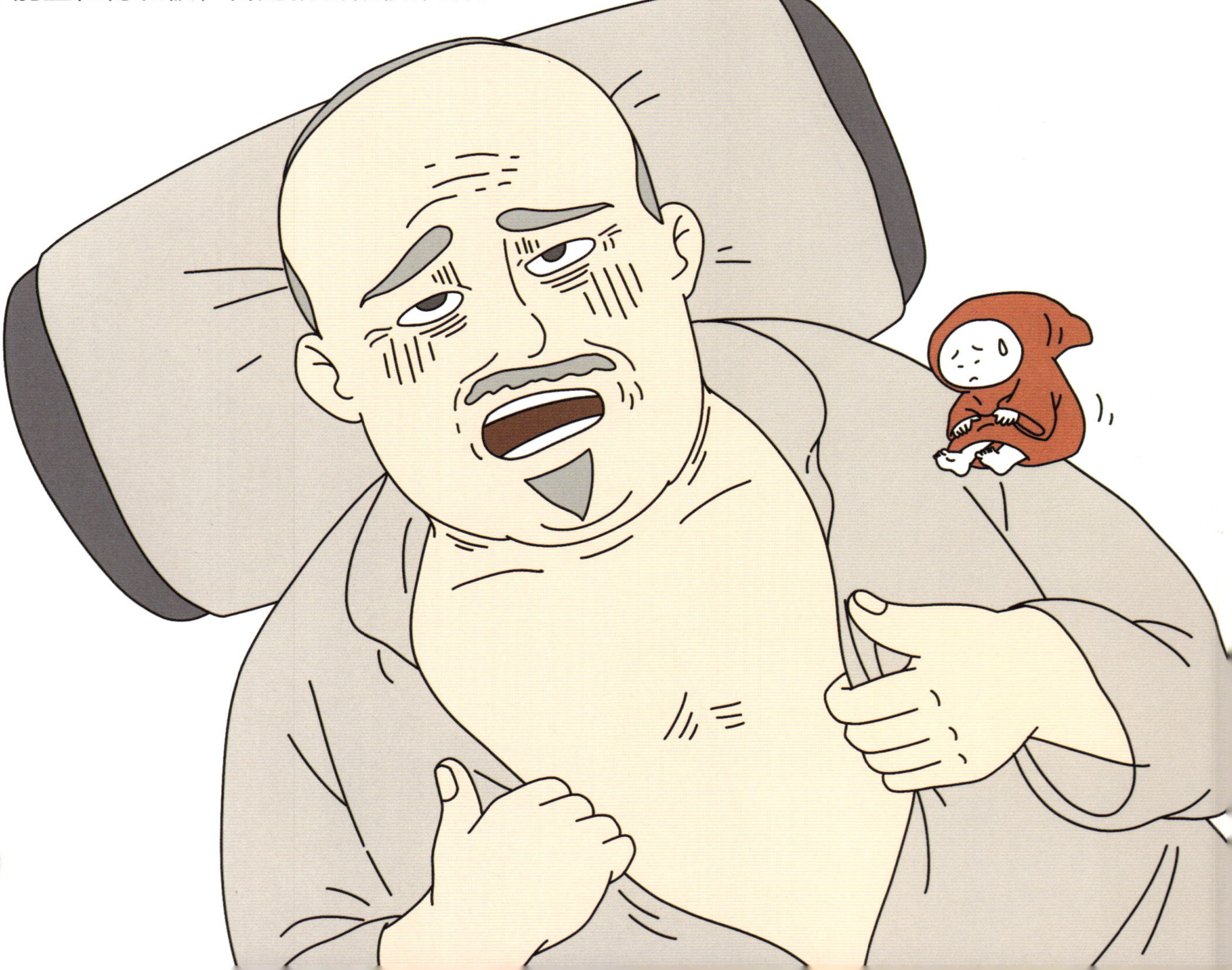

这个奇怪的疾病折磨了富察·阿霖长达 7 年之久，
他遍寻名医，但大家都对此束手无策。
后来，富察·阿霖听说有个叫王清任的医生医术高明，
就派人请王医生来诊脉断疾。

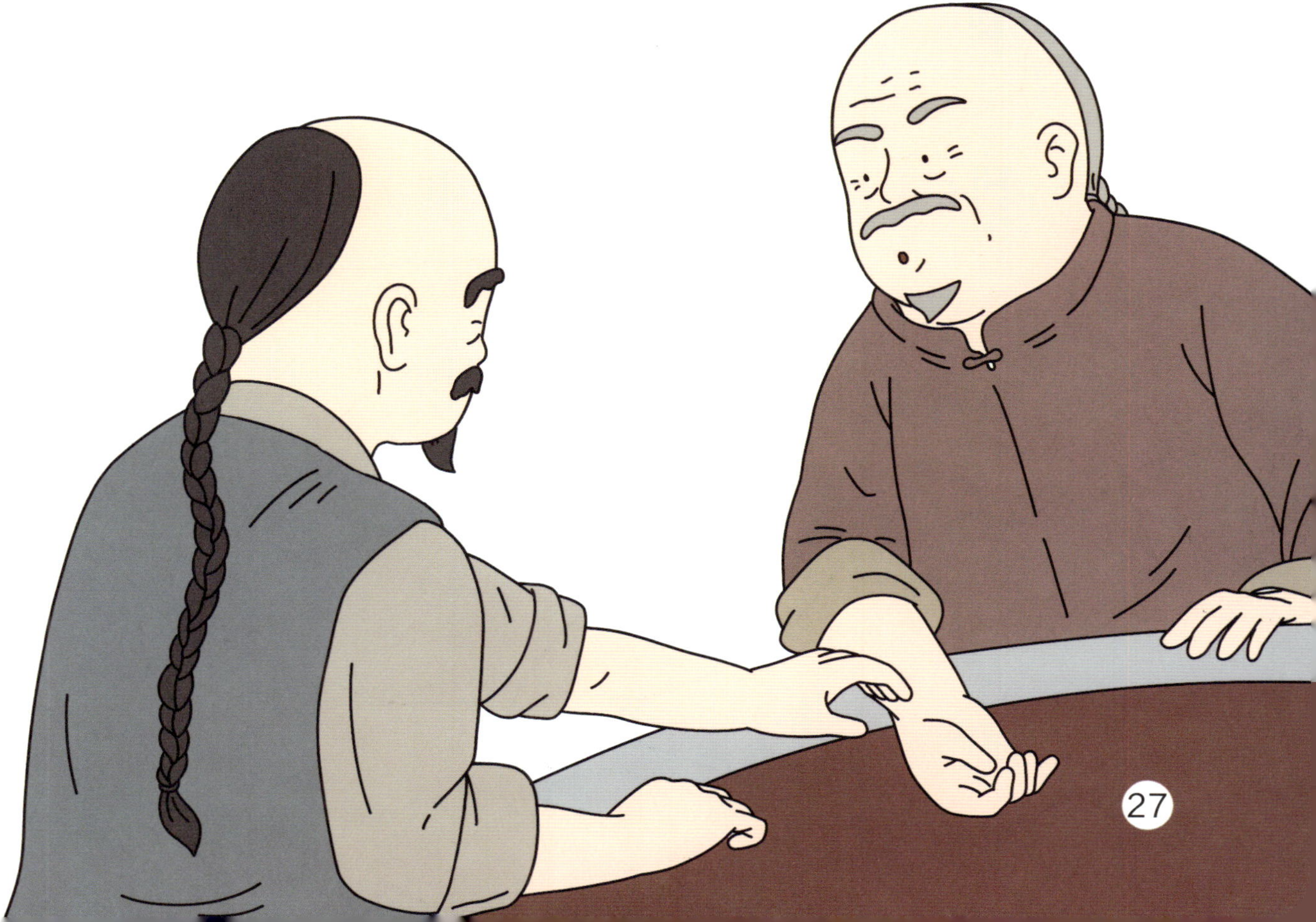

经过仔细地望闻问切，王清任推断富察·阿霖的疾病是由胸中的瘀血所致，
于是用血府逐瘀汤为富察·阿霖活血化瘀。
富察·阿霖只吃了 5 剂中药，
困扰他 7 年的怪病就痊愈了。

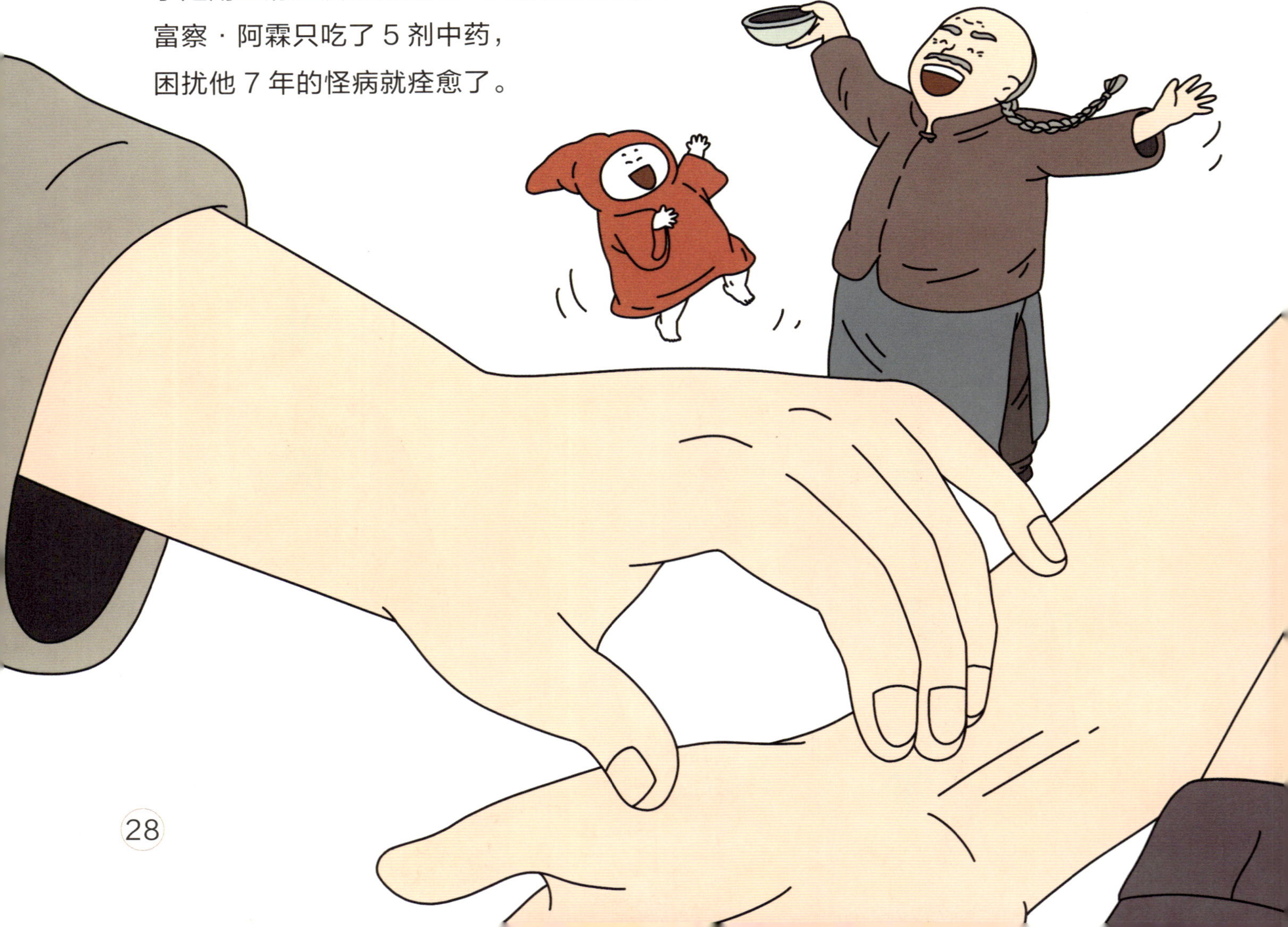

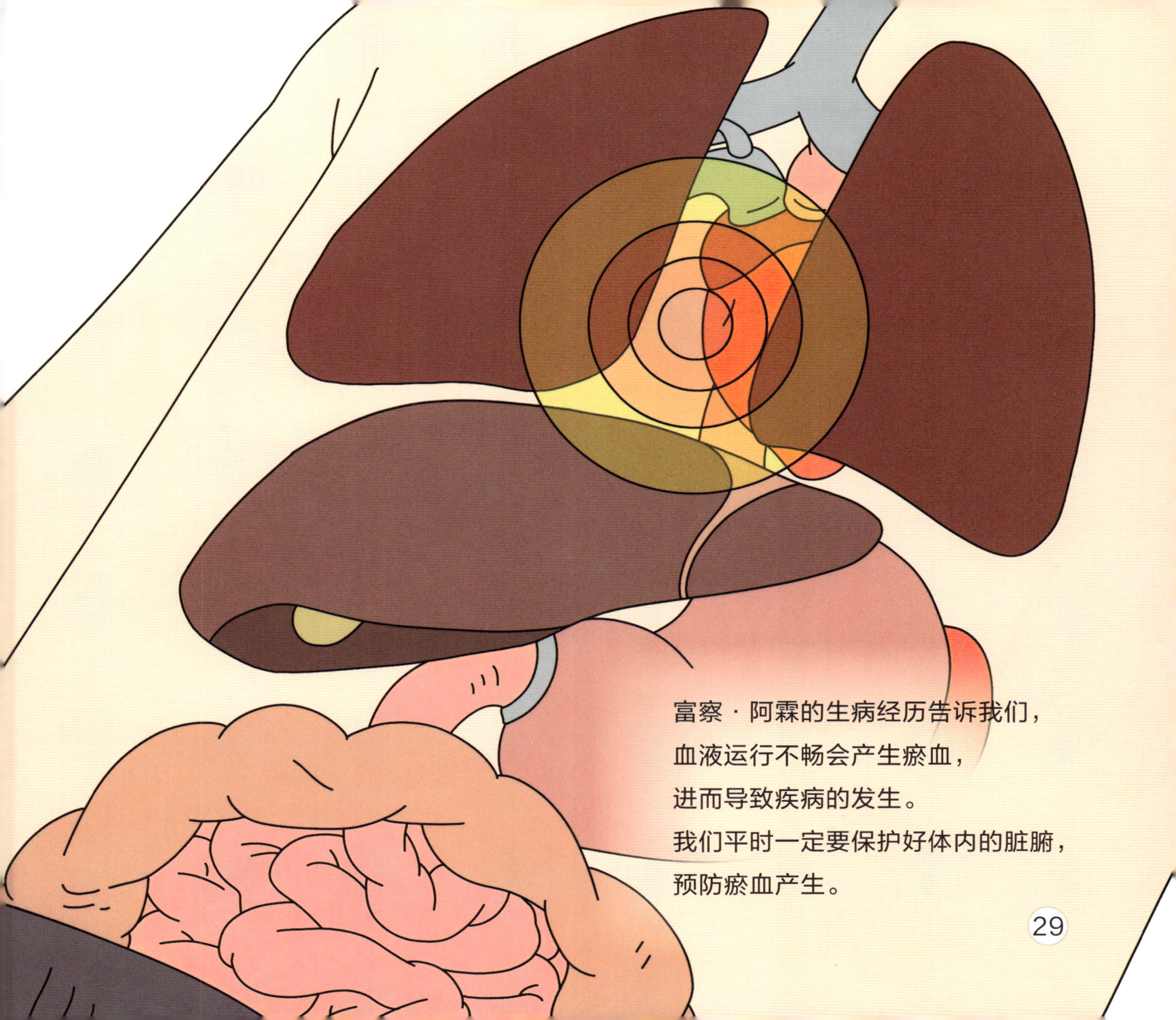

富察·阿霖的生病经历告诉我们，
血液运行不畅会产生瘀血，
进而导致疾病的发生。
我们平时一定要保护好体内的脏腑，
预防瘀血产生。

结束了血液运输车间的参观，我们就来到了旅行的最后一站

——血液工厂的温控车间。

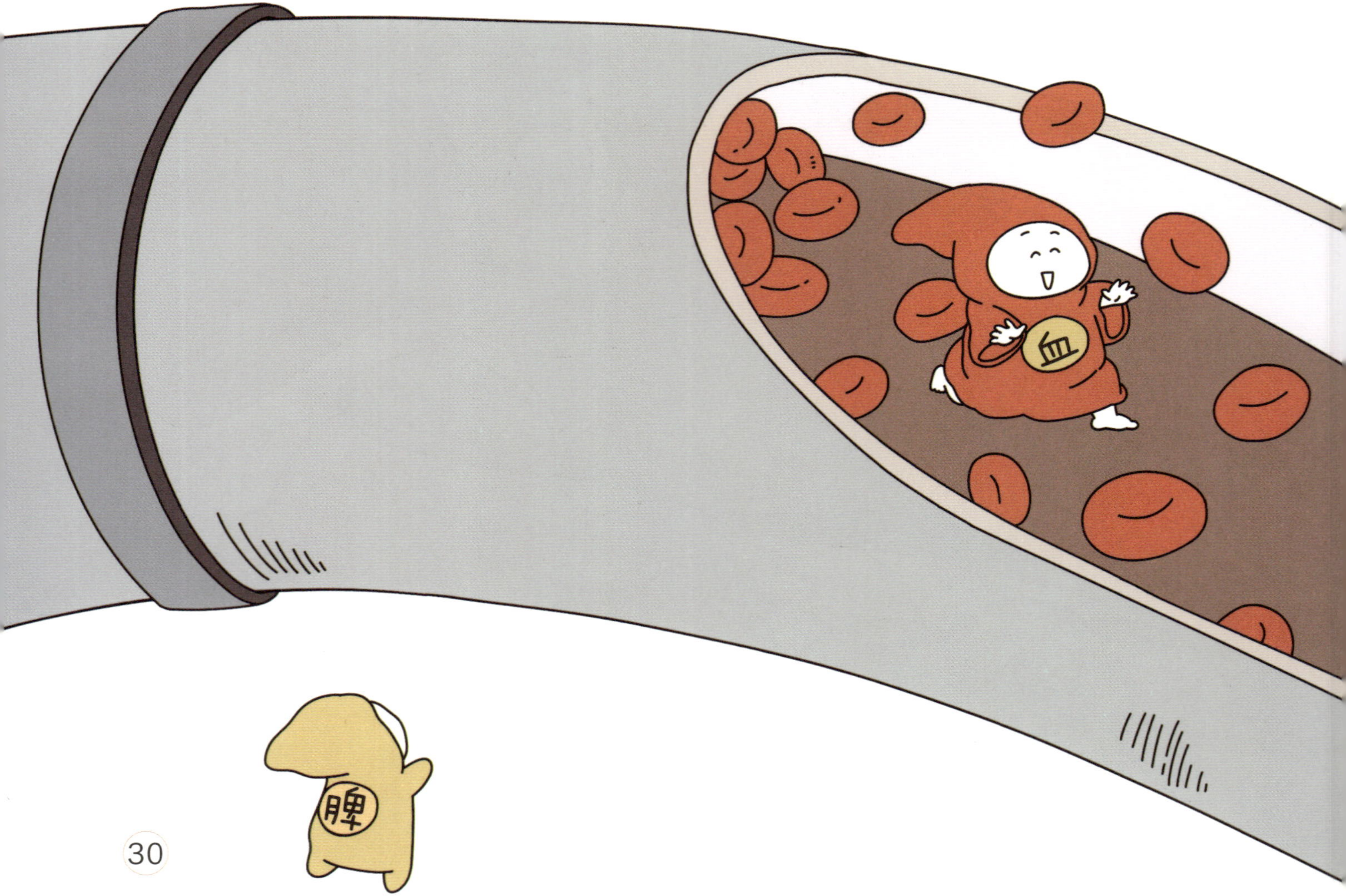

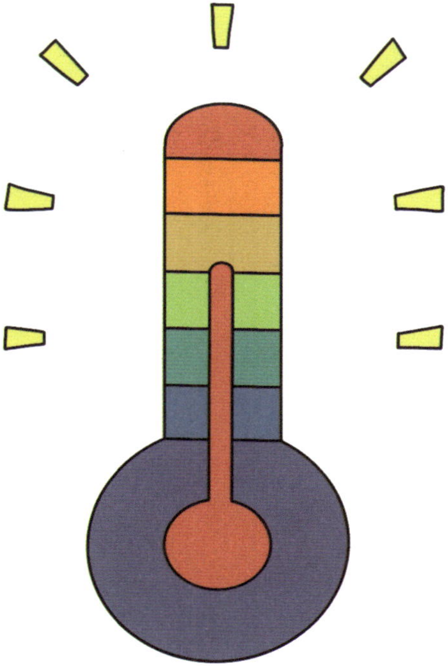

血液的温控车间

主要负责调节工厂的温度，

辅助血液运输车间的工作。

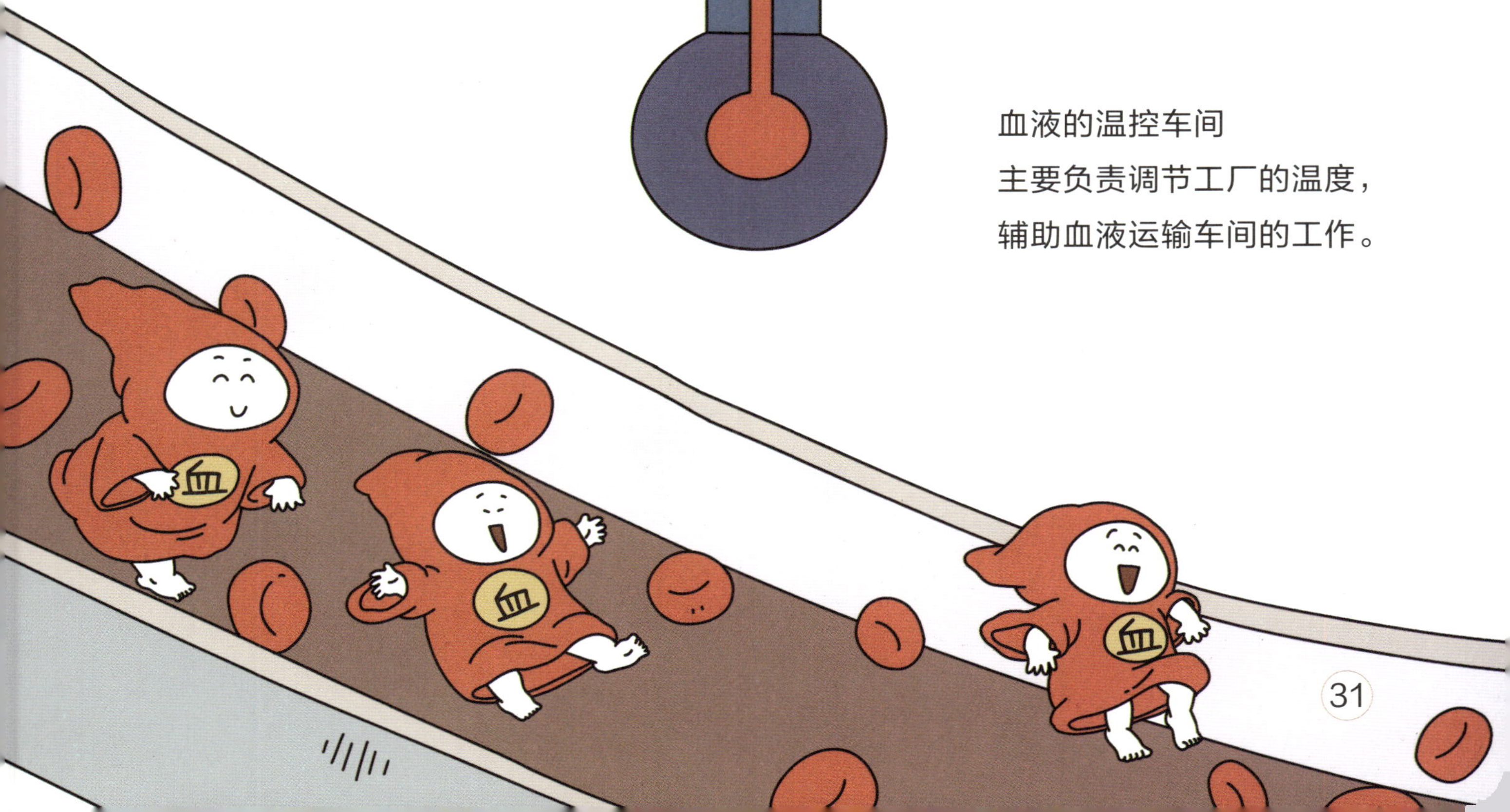

血液需要在温度适宜
的环境下才能正常运行。
当人体内的温度过高时，
血液会像沸腾的水一样焦躁不安。
此时，血液的运行速度会加快，
甚至会脱离脾气和血脉的控制，
造成人体异常出血。

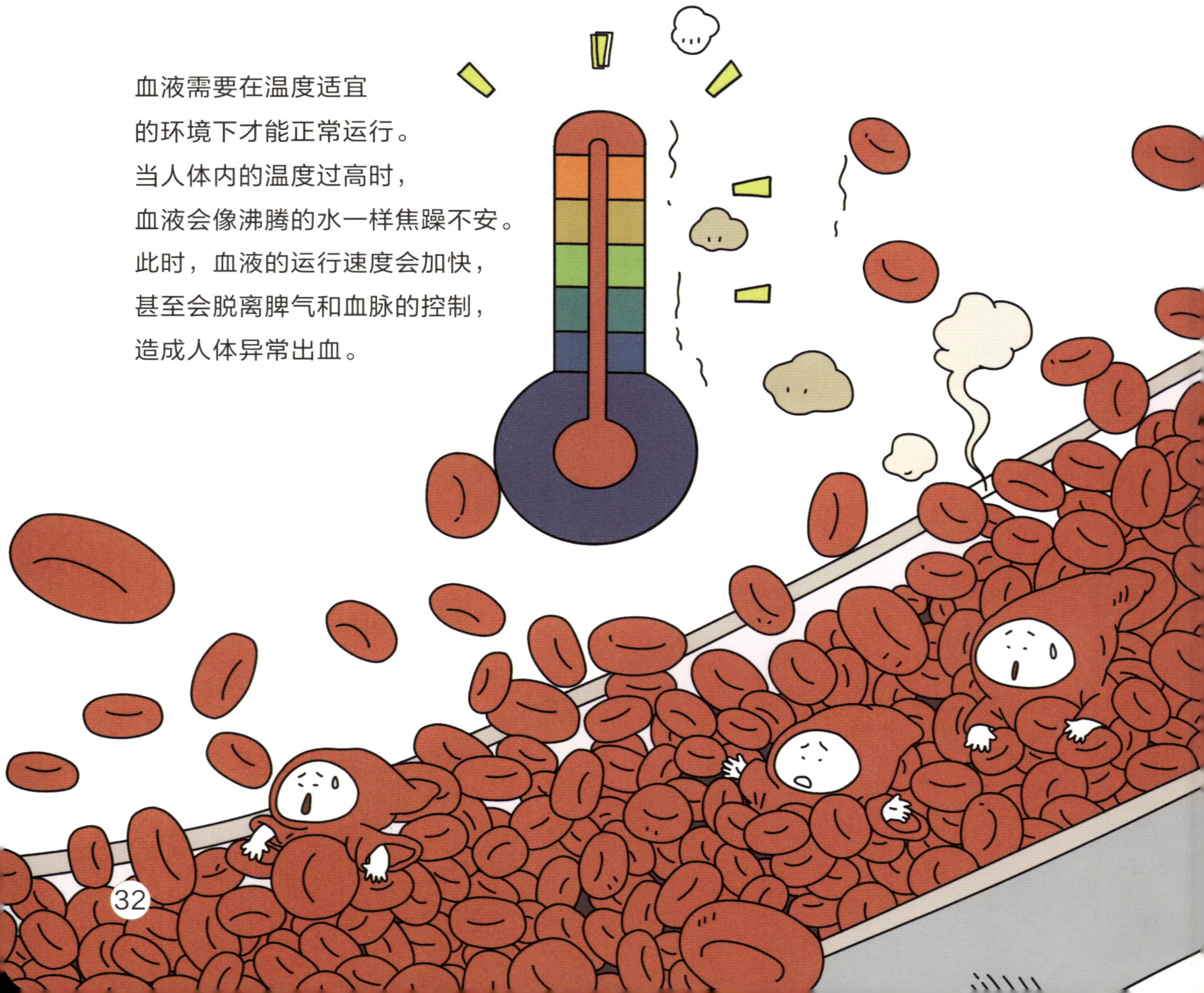

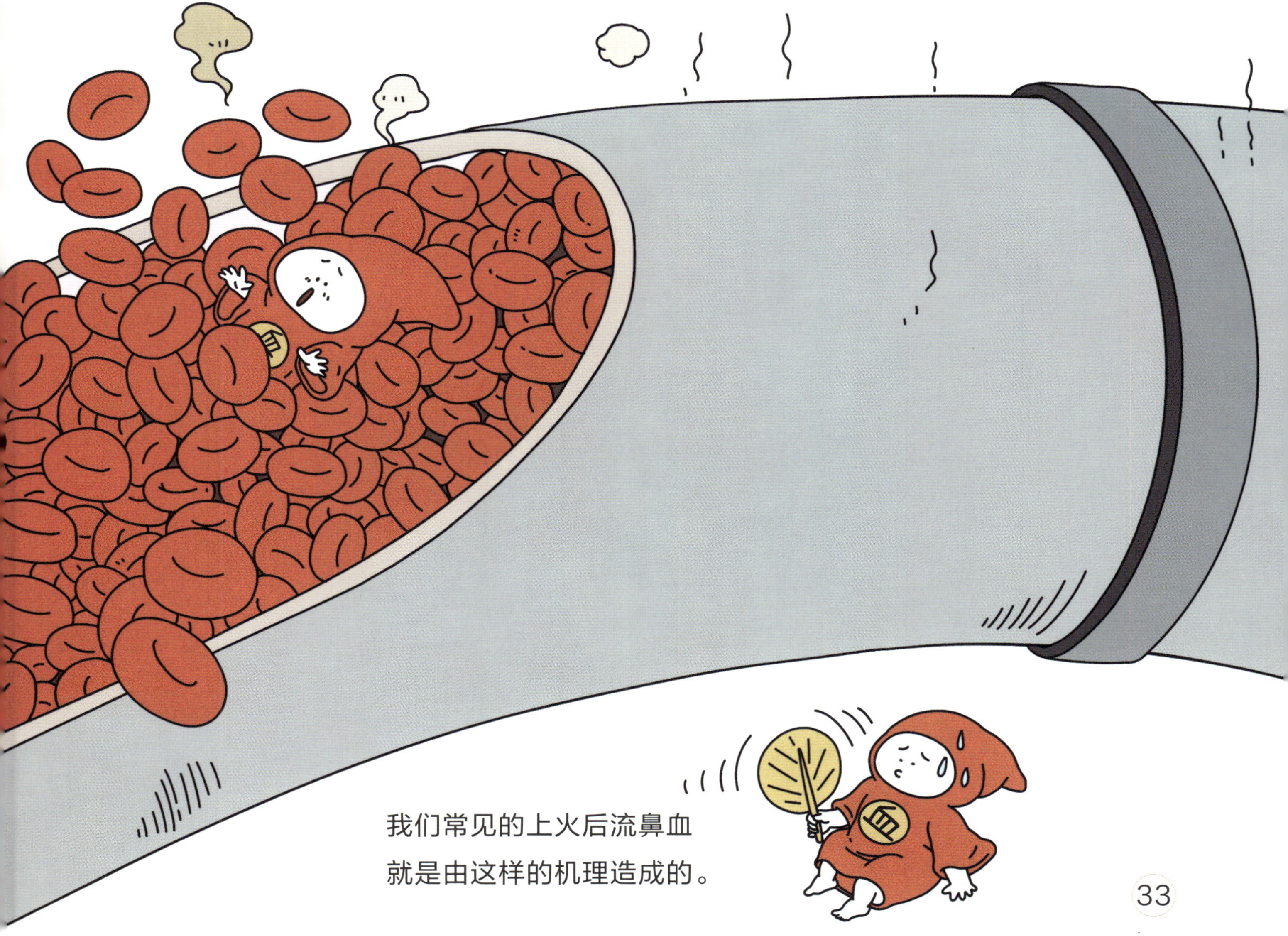

我们常见的上火后流鼻血
就是由这样的机理造成的。

当人体内的温度过低时，血液也会像水一样凝固形成瘀血，
中医把这种现象称作“**血得寒则凝**”。

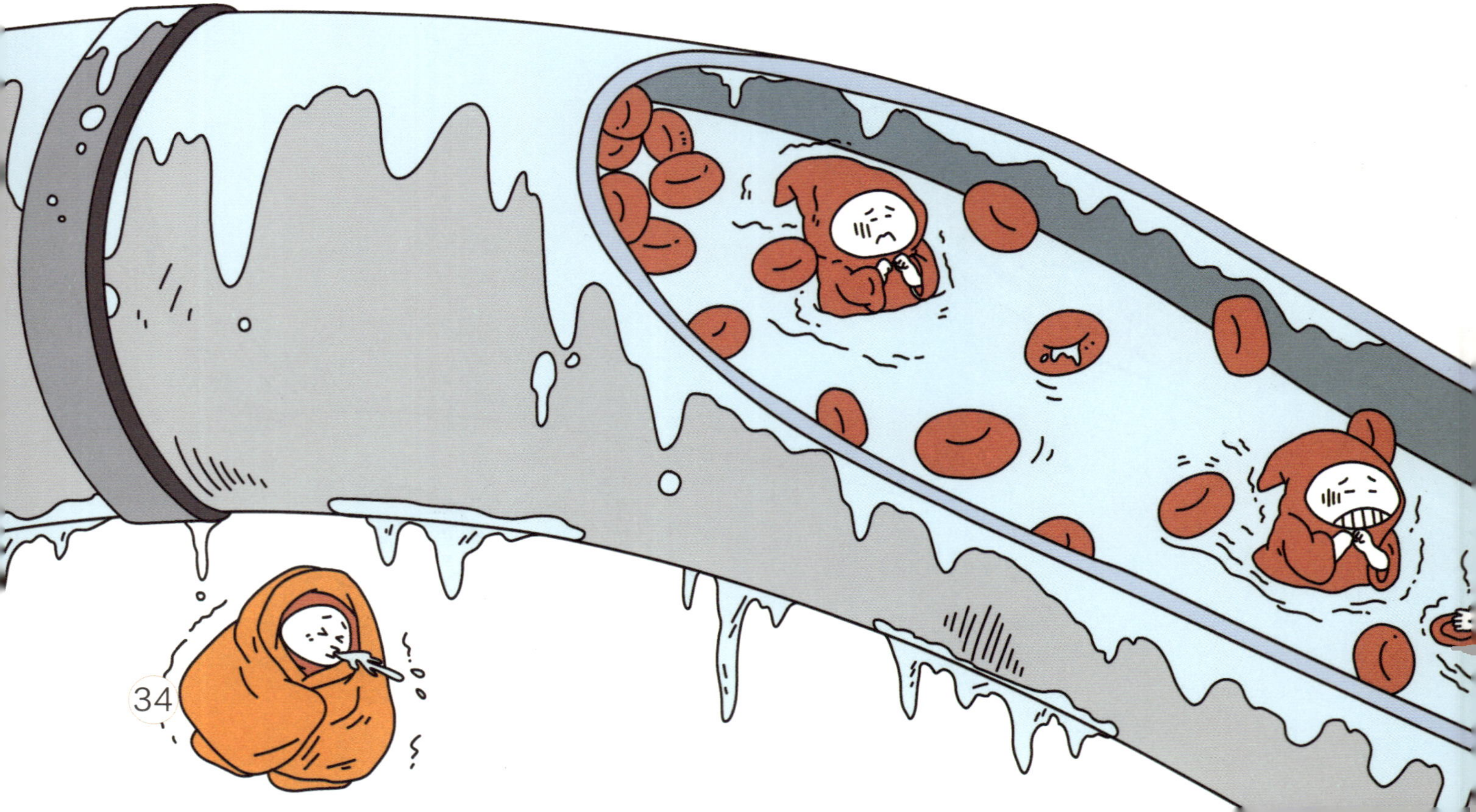

冬天，有的小朋友会生“冻疮”。
冻疮正是由血液受寒形成瘀血，
瘀血阻滞正常血液濡养皮肤而导致的。

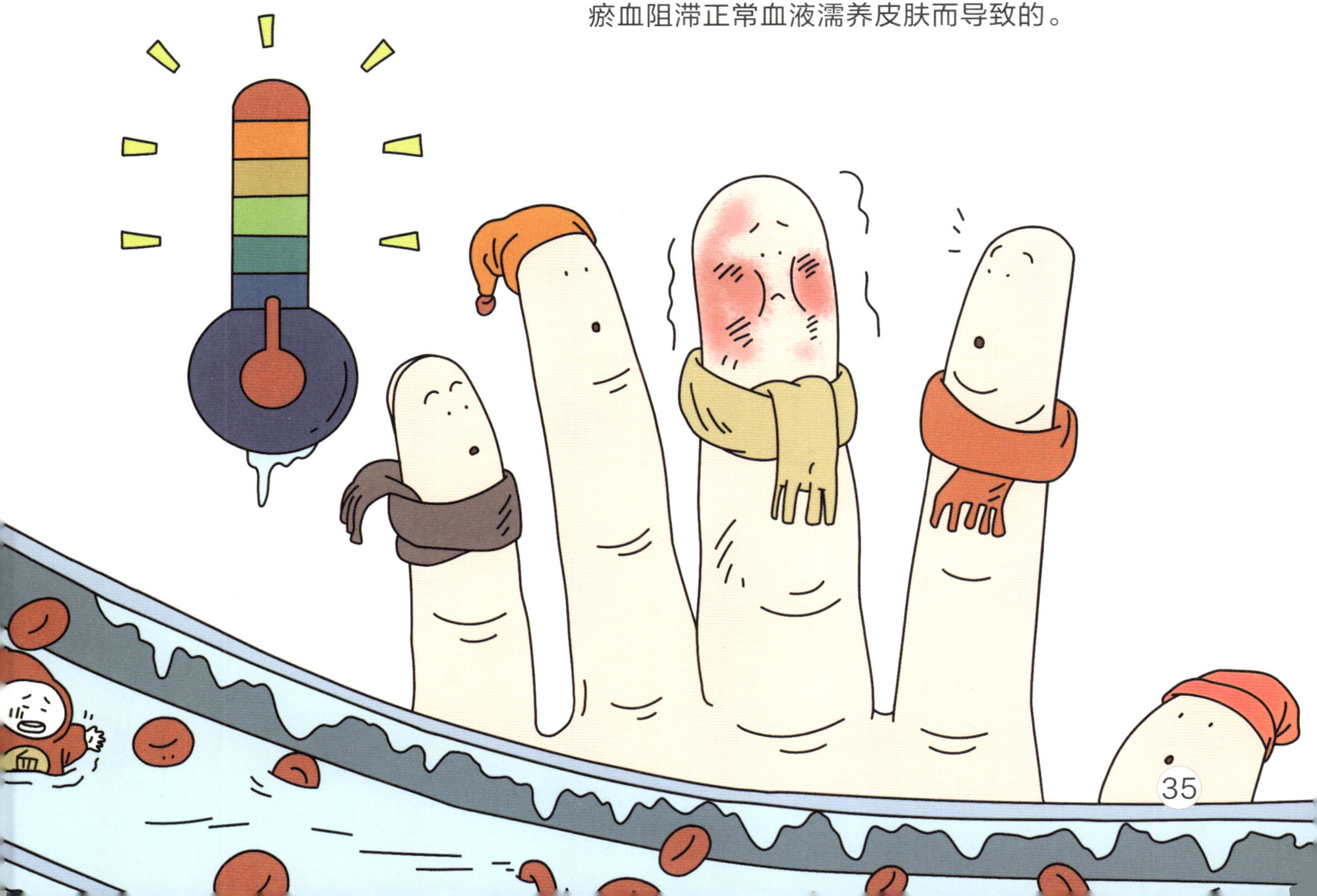

血液对人体至关重要，
在日常中有没有什么办法
可以养护血液呢？

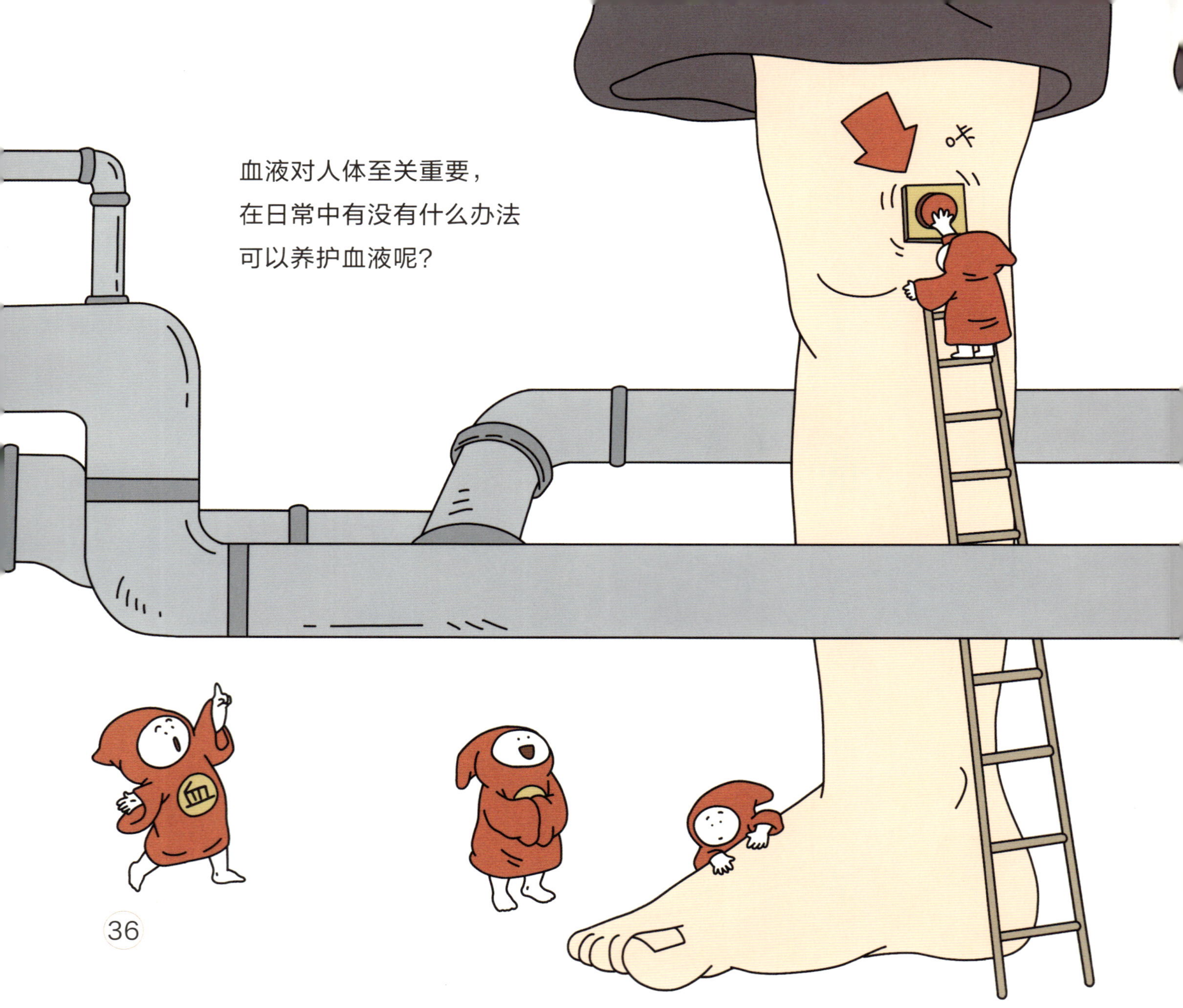

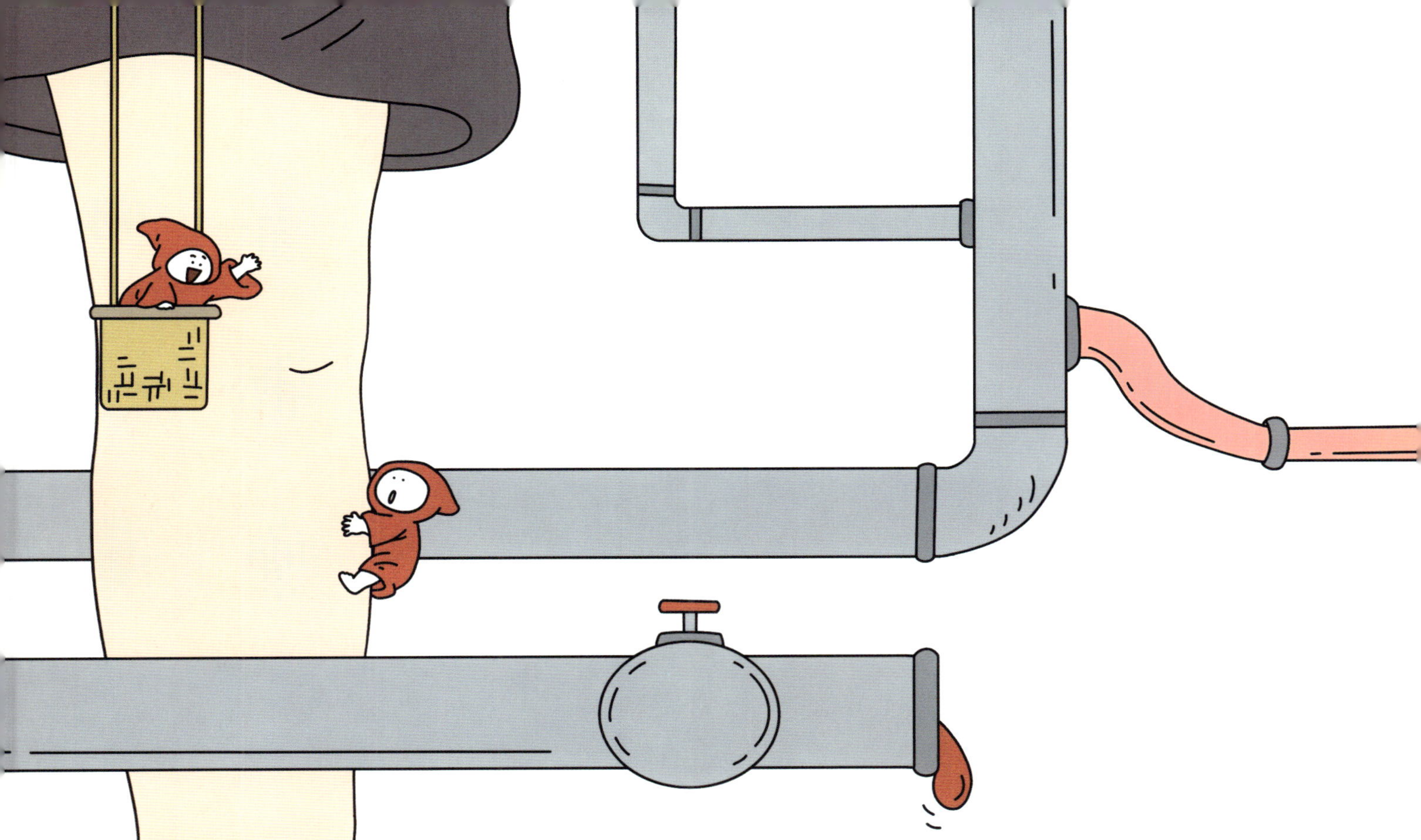

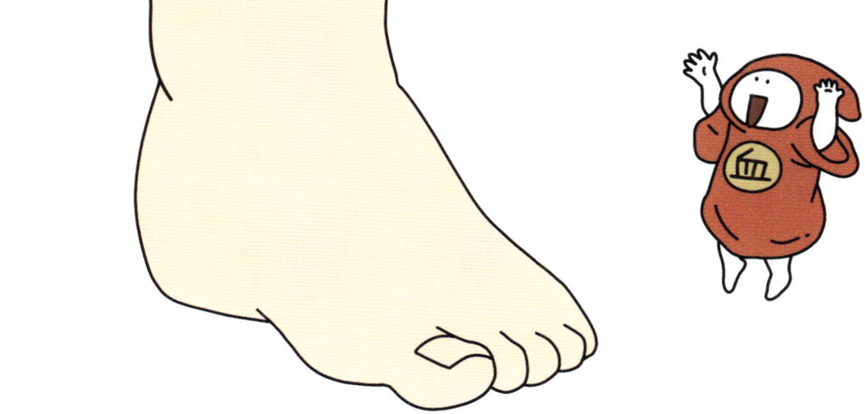

有，那就是点按血海穴。

血海穴是脾经血液聚集的地方，

点按血海穴具有补血统血的神奇功效，

特别适合血虚或出血的人们使用。

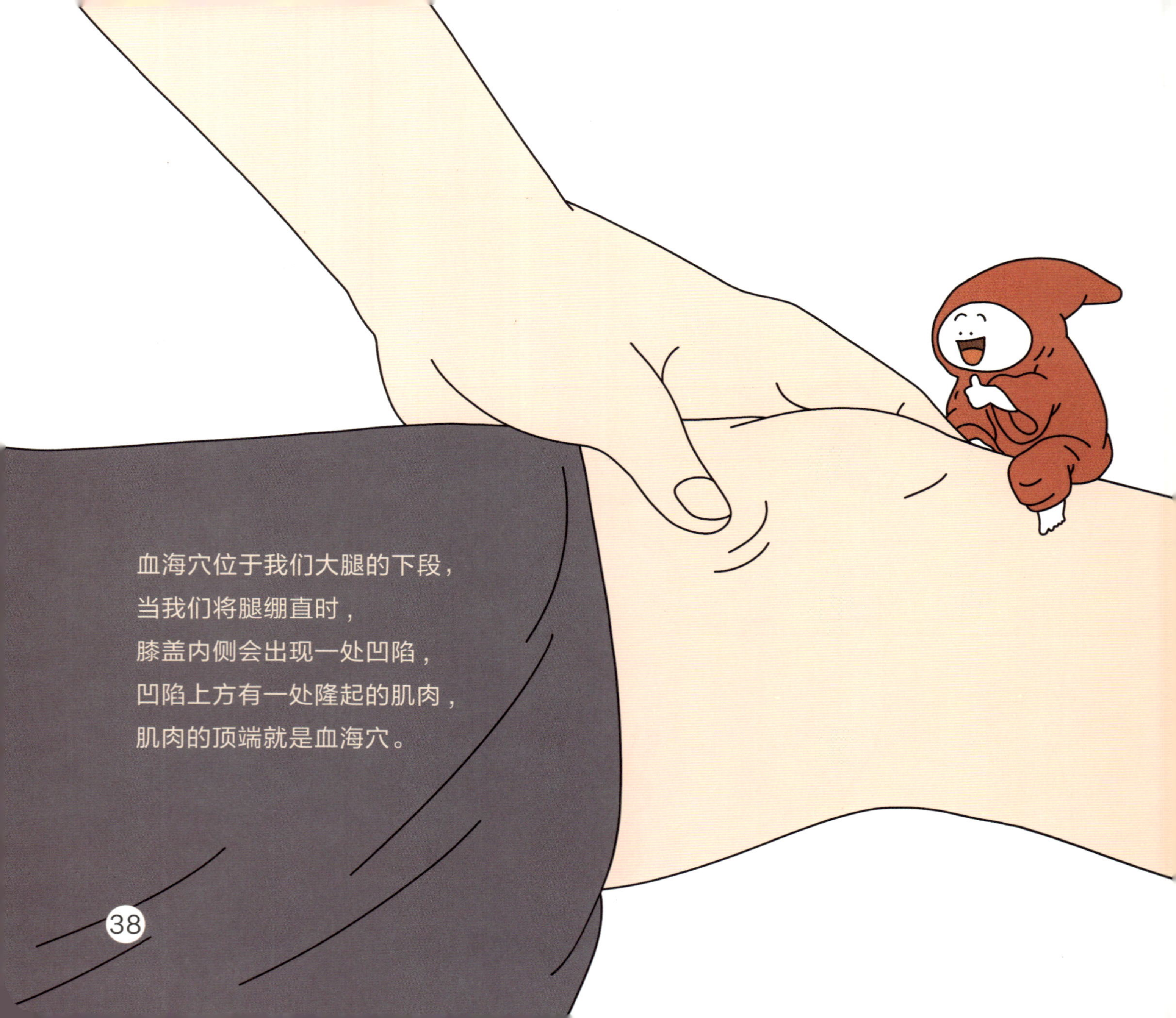

血海穴位于我们大腿的下段，
当我们将腿绷直时，
膝盖内侧会出现一处凹陷，
凹陷上方有一处隆起的肌肉，
肌肉的顶端就是血海穴。

当我们找到血海穴后，
将拇指放在血海穴上，
用拇指尖或指腹适度点按，
直至血海穴附近肌肉有酸胀感为宜。
小朋友，快和自己的家人一起试试吧。

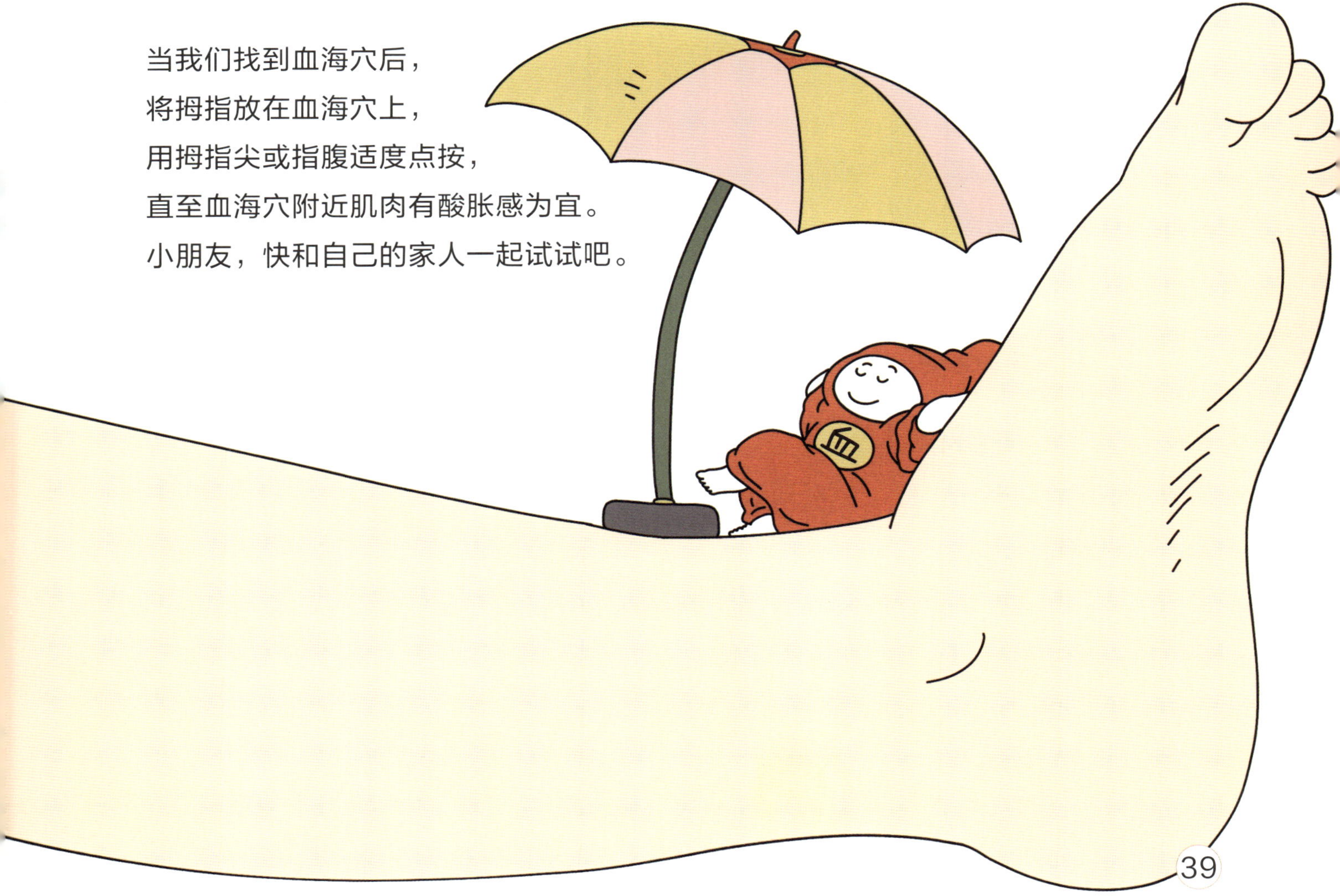

图书在版编目（CIP）数据

血宝宝诞生记 / 春芽著 ; 瓦西李, 苏奕妍绘. —长沙 : 湖南科学技术出版社, 2023.11
（我是小中医）
ISBN 978-7-5710-2549-6

Ⅰ. ①血… Ⅱ. ①春… ②瓦… ③苏… Ⅲ. ①中国医药学－儿童读物 Ⅳ. ①R2-49

中国国家版本馆 CIP 数据核字(2023)第 226887 号

WO SHI XIAOZHONGYI
我是小中医
XUE BAOBAO DANSHENG JI
血宝宝诞生记

著　　者：春　芽
绘　　者：瓦西李　苏奕妍
出 版 人：潘晓山
责任编辑：邹　莉　张叔琦
出版发行：湖南科学技术出版社
社　　址：长沙市芙蓉中路一段 416 号泊富国际金融中心
网　　址：http://www.hnstp.com
湖南科学技术出版社天猫旗舰店网址：
http://hnkjcbs.tmall.com
邮购联系：0731-84375808
印　　刷：湖南省众鑫印务有限公司
（印装质量问题请直接与本厂联系）
厂　　址：长沙县榔梨街道梨江大道 20 号
邮　　编：410100
版　　次：2023 年 11 月第 1 版
印　　次：2023 年 11 月第 1 次印刷
开　　本：889mm×600mm　1/12
印　　张：$3\frac{1}{3}$
字　　数：24 千字
书　　号：ISBN 978-7-5710-2549-6
定　　价：26.00 元